みるトレ

神経疾患

岩崎 靖　愛知医科大学加齢医科学研究所

医学書院

著者プロフィール

岩崎　靖(いわさき　やすし)

1967年高知県生まれ．
1992年高知医科大学医学部卒業．
春日井市民病院，国立療養所東名古屋病院，名古屋大学医学部附属病院，小山田記念温泉病院を経て，2011年より愛知医科大学加齢医科学研究所勤務．現在は准教授．
専門は認知症，神経変性疾患，神経病理学．

日本神経病理学会評議員
日本神経感染症学会評議員
日本内科学会認定総合内科専門医，指導医
日本神経学会認定専門医，指導医
日本認知症学会認定専門医，指導医
日本心療内科学会認定専門医
日本温泉気候物理医学会認定温泉療法専門医
死体解剖資格認定医
医学博士

みるトレ 神経疾患

発　行　2015年4月1日　第1版第1刷©
著　者　岩崎　靖
発行者　株式会社　医学書院
　　　　代表取締役　金原　優
　　　　〒113-8719　東京都文京区本郷1-28-23
　　　　電話 03-3817-5600（社内案内）
組　版　ウルス
印刷・製本　三美印刷

本書の複製権・翻訳権・上映権・譲渡権・公衆送信権（送信可能化権を含む）は(株)医学書院が保有します．

ISBN978-4-260-02132-6

本書を無断で複製する行為（複写，スキャン，デジタルデータ化など）は，「私的使用のための複製」など著作権法上の限られた例外を除き禁じられています．大学，病院，診療所，企業などにおいて，業務上使用する目的（診療，研究活動を含む）で上記の行為を行うことは，その使用範囲が内部的であっても，私的使用には該当せず，違法です．また私的使用に該当する場合であっても，代行業者等の第三者に依頼して上記の行為を行うことは違法となります．

JCOPY 〈出版者著作権管理機構　委託出版物〉
本書の無断複製は著作権法上での例外を除き禁じられています．複製される場合は，そのつど事前に，出版者著作権管理機構（電話 03-3513-6969, FAX 03-3513-6979, info@jcopy.or.jp）の許諾を得てください．

はじめに

　本書では，神経内科を専門としない一般内科の先生や研修医の方を対象に，神経疾患が疑われる患者に対する適切な問診法，考えるべき病態，神経学的所見のとり方に焦点を絞り概説した．神経疾患は一般臨床医に敬遠される分野であるが，認知症，脳血管障害，頭痛，めまいなど日常診療においてありふれた疾患や訴えが多く，一般診療に携わるかぎり避けて通れないだけでなく，その対応の重要性は社会的関心の高まりとともに増すばかりである．

　近年は画像診断を含めた検査技術の進歩により，ベッドサイドでの診察だけで診断を下す機会は少なくなりつつある．しかしながら神経疾患は問診とベッドサイドの診察のみでほとんどが診断できるといっても過言ではない．「神経学的診察のスクリーニング法はない」とはよくいわれる言葉だが，「的確な問診をすれば，神経学的診察の前に神経疾患の8割は診断がつく」のが現実である．高額な検査機器がなくても，ハンマーさえあれば最低限の神経診療はできる．

　「神経疾患の診察，神経所見のとり方は難しく，時間もかかる」と他科の先生方は考えているが，われわれ専門医であっても全例で毎回詳細に神経所見をとるわけではない．神経学的診察の多くが経験によるパターン認識であり，患者を一目見た段階で「何かおかしいぞ！」と経験的に直感を働かせることが重要である．神経学的症候は容易に観察できることもあるが，短時間しか出現しない場合や，診察中に出現しないこと，さらには患者自身が自覚していないこともあるので，患者が診察室に入ってきた瞬間から最後に出て行くまで常に観察し続ける必要がある．神経内科医は，問診票を読み，患者が診察室に入ってきた際の姿勢と表情，歩き方，話し方を観察してだいたいの診断の見当をつけている．それを確認するために問診を行い，病歴を聴取しつつ，必要な神経学的診察を行い，画像診断などの必要な諸検査を行うのが迅速かつ正確な神経診療のために重要である．何も鑑別診断を考えずに問診，神経学的診察を行うと，ポイントがなく，散漫で意味がない診察になる．神経内科医は，腱反射などを含めて神経学的外来診察の多くを，問診をしながら患者が無意識の状態で行っている．

　神経疾患の診療のスキルアップのためには「自分で見て，自分で考えて，自分で記載する」ことが重要である．"serendipity"という「掘り出し物を見つける才能」を意味する単語があるが，神経診療はまさに"serendipity"である．多忙な臨床のなかで巡り会う多くの症例から重要な症例を見落とさないようにしていただきたい．

日常診療で比較的頻度の高い神経症候や神経症状について，神経内科を専門としない先生方の実際の診察の参考となるようにポイントやコツを概説したつもりである．本書は神経学の教科書やテキストを目指したものではない．「これをやってみよう」というヒントを一つでも得ていただけたら幸いであり，「神経学的診察は難しい」と避けて通らずに，できるだけ多くの患者で神経所見を観察してコツをつかんでいただけたら幸甚このうえない．

2015年3月

岩崎　靖

目次

はじめに ・・ iii

第1章　問診表のウラを読む ・・ 1

第1節　問診表のウラを読む ・・・ 3
問題1 ・・ 3
本論 ・・・ 5
診察室　「予診係はベテランの仕事」 ・・・・・・・・・・・・・・・・・・・・・・・・・・・・・・・・ 8

第2章　患者が診察室に入ってきた，その瞬間をとらえる ・・・・ 11

第1節　姿勢からわかること ・・・ 13
問題1 ・・・ 13
問題2 ・・・ 15
本論 ・・ 17
診察室　「姿勢とは」 ・・・ 21

第2節　表情からわかること ・・・ 25
問題1 ・・・ 25
本論 ・・ 27
診察室　「Wilson 病」 ・・ 31

第3節　歩行からわかること ・・・ 35
問題1 ・・・ 35
問題2 ・・・ 37
問題3 ・・・ 39
問題4 ・・・ 41
問題5 ・・・ 43
本論 ・・ 47
診察室　「理想の診察室」 ・・・ 53

第4節　話し方からわかること ... 55
問題1 ... 66
問題2 ... 57
問題3 ... 59
本論 ... 63
診察室 「語想起の障害」 ... 67

第3章　主訴別の患者の診かた ... 71

第1節　しびれを訴える患者の診かた ... 73
問題1 ... 73
問題2 ... 75
本論 ... 77
診察室 「しびれは年のせいです」 ... 81

第2節　めまいを訴える患者の診かた ... 85
問題1 ... 85
本論 ... 87
診察室 「くずかごの中の地雷」 ... 91

第3節　ふるえを訴える患者の診かた ... 97
問題1 ... 97
本論 ... 99
診察室 「ふるえと痙攣」 ... 102

第4節　頭痛を訴える患者の診かた ... 107
問題1 ... 107
問題2 ... 109
本論 ... 111
診察室 「閃輝暗点」 ... 114
診察室 「線維筋痛症（fibromyalgia）」 ... 119

第5節　物忘れを訴える患者の診かた ... 123
問題1 ... 123
問題2 ... 125
問題3 ... 127
本論 ... 129

[診察室]「物忘れ外来」･････････････････････････････････ 133
　　　[診察室]「認知症患者への対応」･････････････････････････ 141

第6節　意識障害のある患者の診かた ････････････････････ 143
　問題1 ･･ 143
　問題2 ･･ 145
　本論 ･･･ 147
　　　[診察室]「『脳死』の判定」･･････････････････････････････ 151
　　　[診察室]「閉じ込め症候群（locked-in syndrome）」･･･････ 159

第7節　筋力低下を訴える患者の診かた ････････････････････ 163
　問題1 ･･ 163
　問題2 ･･ 165
　本論 ･･･ 167
　　　[診察室]「廃用症候群」･････････････････････････････････ 172

索　引 ･･･ 177

※顔貌や姿勢，診察風景など本書中の患者写真は，学術研究，学会発表等に利用する旨を説明して患者または家族から同意を得てある．また，年齢，疾患名等は適宜変更し，本人を同定できないよう目線を入れるなど配慮して掲載した．

第1章

問診表のウラを読む

1 問診表のウラを読む

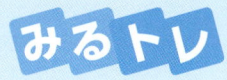

❶ 問診表のウラを読む

問題1

患者：72歳，男性．

現病歴：高血圧と脂質異常症で近医にて加療中である．2日前の午後，散歩中に急に右上下肢に力が入りにくくなった．呂律がまわりにくいことも自覚し，歩行もできなかったが，ベンチに座って安静にしていたところ10分ほどで次第に症状が軽快した．その後は特に自覚症状はないが，念のために神経内科を受診した．初診時の問診表（図1）を示す．

身体所見：血圧142/88 mmHg，心拍数72回/分・整．一般内科所見，心電図所見に異常はなかった．意識は清明で，構音障害はなく，脳神経に異常はなかった．筋力低下や巧緻運動障害は明らかでなく，表在感覚，深部感覚に異常は認めなかった．腱反射の左右差も認めなかった．不随意運動や筋強剛は明らかでなかった．

検査所見：頭部MRI像（図2），頭部MRA像（図3）を示す．

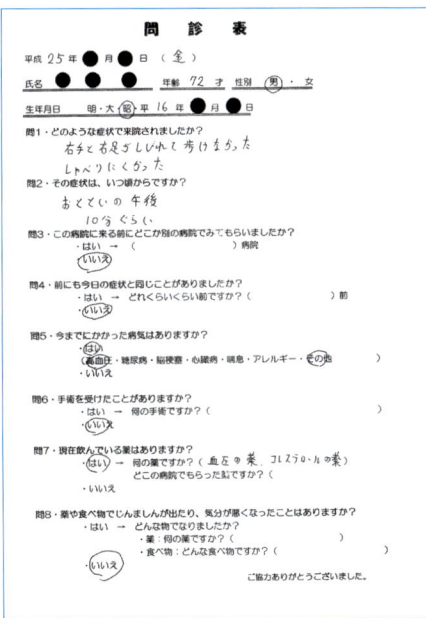

図1　初診時の問診表

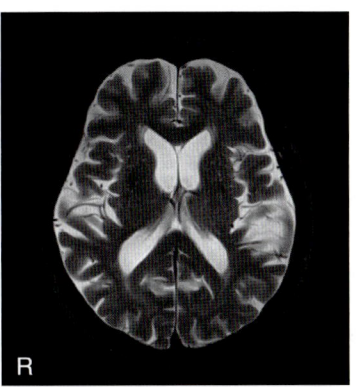

図2　頭部MRI T2強調像　　R：右側

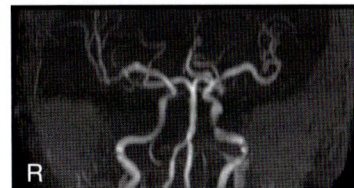

図3　頭部MRA像　　R：右側

1）臨床経過，神経学的所見，画像検査所見から，最も考えられる疾患は何か？

- Ⓐ 大脳皮質基底核変性症
- Ⓑ 一過性脳虚血発作
- Ⓒ Parkinson（パーキンソン）病
- Ⓓ 線条体黒質変性症（多系統萎縮症）
- Ⓔ ヒステリー（転換性障害）

答え 1-1　B ―過性脳虚血発作

【解説】

　一過性脳虚血発作（transient ischemic attack：TIA）は，脳虚血によって局所神経症候が生じ，その症候が24時間以内に完全に消失する病態と定義される．TIAの神経症候を実際に医師が診察する機会は稀であり，診断は本症例のように問診によってなされることが多い．通常，症候は急速に完成，寛解し，発作の持続時間は1時間以内のことが多い．発症機序により，微小塞栓性（microembolic TIA），血行動態性（hemodynamic TIA）に分類されるが，心原性塞栓，解離性動脈瘤，線維筋形成不全症（fibromuscular dysplasia）により発症することもある．微小塞栓性TIAは，脳血管のアテローム斑による動脈硬化に関連して形成された血小板フィブリン血栓や，赤血球を含んだ凝集塊が微小栓子として遊離し，末梢の分岐部などに定着，断片化して流れ去るまで脳血流を遮断するために発症するとされる．血行動態性TIAでは，脳血管に動脈硬化などの器質的病変があり，普段は側副血行の発達により神経症候を示さないが，血圧低下が起こると代償不全となって神経症候が出現し，血圧回復により神経症候も消失する．

　本症例のような内頸動脈系TIAの特徴は，片麻痺，片側の感覚障害，失語・失行・失認などの大脳皮質巣症状，一過性黒内障（amaurosis fugax）などがあり，同一の症候を繰り返し，将来脳梗塞を発症する危険性が高い．一過性黒内障は眼動脈の虚血・血流不全による片眼の一過性視力消失であり，頻度は低いが内頸動脈系TIAの重要な症候である．椎骨動脈系TIAでは神経症候が複雑，多彩で，身体両側に出現することもある．脳幹諸核の障害により，意識障害，めまい感，複視，構音障害，顔面の運動・感覚障害，運動失調などがさまざまな組み合わせで生じる．椎骨動脈系TIAは反復することが多く，発作ごとに症状が変動することもあるが，将来脳梗塞を発症する危険は比較的低い．

　TIAではCTやMRI上異常を認めないことが原則であり，本症例のMRI（図2）でも異常所見は認められなかった．また，偶発的に器質的病変が認められても，臨床症候と無関係と判断できればTIAと診断することの妨げにはならない．高齢者においては，T2強調像で微小高信号病変を認めることがしばしばあるが，それが虚血によるものか，TIAの神経症候と一致するものかを慎重に検討しなければならない．

　拡散強調像ではTIAの病巣を高信号域としてとらえることが可能な場合もある．SPECT検査により局所脳血流低下を検出できる場合もあり，脳循環予備能の検討にはダイアモックス®負荷SPECT検査が有用である．微小塞栓源の検索には脳血管造影が有用だが侵襲的であり，近年ではMRAや3D-CTアンギオグラフィにより詳細な情報が得られる．本症例のMRAでは左内頸動脈，左中大脳動脈起始部に狭窄病変が認められた（図3）．頸動脈超音波検査やドプラー法による血管壁や血流の情報も有用である．

文献
1) 脳卒中合同ガイドライン委員会：脳卒中治療ガイドライン 2009. 協和企画, 2009.
2) 内山真一郎：TIAの新しい定義と概念. 臨床神経 **50**:904–906, 2010.
3) 西村裕之, 他：一過性脳虚血発作—脳血管障害のすべて. 神経内科特別増刊号, pp89–95, 2003.

1 問診表のウラを読む

　「神経内科の診察，特に神経所見のとり方は非常に難しく，時間もかかる」，と研修医や他科の先生方は考えている．実際，われわれ専門医であっても神経内科所見のとり方は非常に難しいが，全例で詳細に神経所見をとるわけではない．「外来診療の場で，神経疾患が疑われる患者を診た時に，短時間で正確な診断や病変部位の特定ができるようなコツはないですか？」という質問を受ける機会も多い．「そんな便利なコツはありません．神経内科疾患が疑われたら神経内科専門医に紹介してください」と答えているが，もう少し問診，身体所見をとって，鑑別診断をしてから神経内科に紹介してほしいと感じることも多い．

　本書では，神経内科を専門としない先生方に向け，適切な問診，病歴聴取，身体診察に焦点を当て，日常の診察で，患者の訴えや動作のなかに現れる注目すべきサインを見逃さないように，神経内科専門医には当たり前のことだが非専門医は意外と知らない重要なこと，少ない質問で診断をつけるちょっとしたコツ，筆者が自己流で行っている診察法などについて，実例を挙げて概説してみたい．

　第1章では，問診表（病院によっては予診表）に焦点を絞り観察のポイントを解説したい．神経内科に限らず，「問診表を読む」ということはすべての臨床医が日々行っており，その後の適切な病歴聴取，身体診察を行うためにきわめて重要な診察過程である．通常の外来では，限られた時間で的確に診断することが求められるが，患者（あるいは家族）にまず書いてもらう問診表から得られる情報は思いのほか多い．一方で，主訴にこだわりすぎて大局を逸することがあってはならないので，記載されている見かけの情報だけでなく，問診表のウラを読むコツが診断のカギとなることは臨床医であればしばしば経験することと思う．

問診表の目的・意義

患者を診察室に迎え入れる準備

　問診表の目的と意義（重要性）は，単に主訴や病歴を正しく把握することだけではない．患者を診察室に迎え入れる準備（歩行できるのか，杖を使っているのか，車いすか），患者と家族の満足のため，診療効率を上げる，リスクマネジメント（見落としをなくす）など，患者の利益につながるものでもある．

主訴から読みとく

患者の求めていることは何か

　問診表で最も注目する欄は「主訴(または来院の目的)」であろう．
　「頭が痛いから検査をしてほしい」と簡潔に書いてあれば，CTやMRIなどの検査をしてほしいのだ，と推定され，画像検査を優先すると安心してもらえる．このような患者の場合，丁寧に診察して心配ないと説明しても，画像診断を行わないと「何もしてくれなかった」と苦情を言われたり，一方で，診察はほとんどしないで頭部CTだけ施行したのに「丁寧に診てもらえた」と感謝されることがある．不必要な検査はするべきではないが，患者の満足が得られなければ(患者が求めていることは何かを理解しなければ)，他院を受診したり再来院することもある．

多岐にわたる訴え → 神経症や抑うつ状態か？　主訴間の関連性は？

　細かい字で欄外にまでぎっしりと書いてあり，その内容が多岐にわたる訴えの時は，神経症や抑うつ状態が疑われることもある(図1)．一方で「頭が重い，手がしびれる，眠れない，便秘気味，目がかすむ」など多彩な訴えが書いてある場合は，どの訴えとどの訴えに関連がありどれは関連がなさそうかを推定したり，一番問題となっているのはどの訴えなのかを診察前に推定することで，その後の問診時間の短縮につなげることができる．

文字からわかること

筆跡は？　誤字は？　脱字は？　記載量はどの程度か？

　問診表に書かれた文字を観察する時点から，神経学的診察は始まっている．筆跡はどうか，誤字や脱字はないか，記載量はどの程度かなど，問診表のウラの情報を推測したうえで，患者を診察室に呼び入れることは，要点を絞って短時間で問診，神経学的診察を行うために非常に重要である．
　ギザギザな筆跡からは書字の際の手の震えが推定される(図2)．その場合，パーキンソニズムのほか，主訴とは関連のない本態性振戦や老人性振戦があると推定されることもある．また，甲状腺機能亢進症を疑うこともある．次第に字が小さくなっていたり(小字症)，ミミズが這ったような筆跡(図3)であれば，パーキンソニズムが疑われることもある．また，誤字や脱字，錯字から認知症や失語の存在を疑うこともある(図4)．

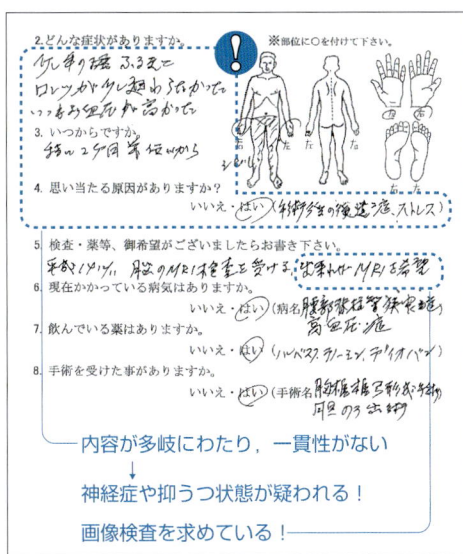

図1　問診表-1：神経症（70代，女性）
症状から脳梗塞が疑われるが，記載内容に一貫性がない．

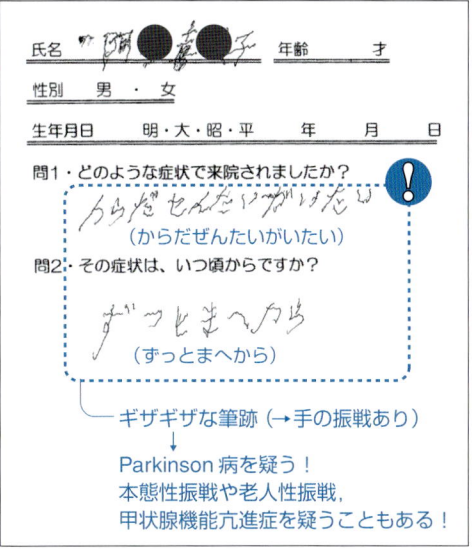

図2　問診表-2：Parkinson病（80代，女性）
筆跡から，著明な振戦と小字症がわかる．

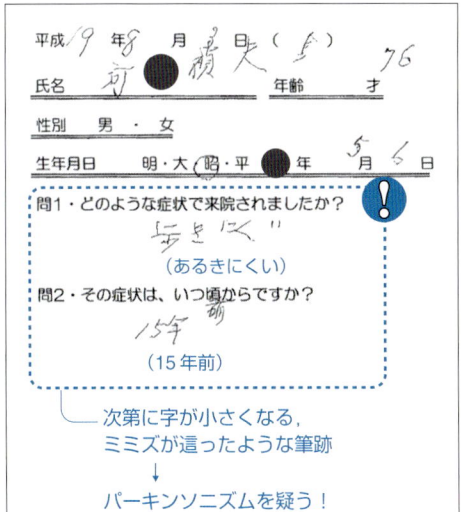

図3　問診表-3：Parkinson病（70代，男性）
筆跡から小字症がわかる（文字がだんだん小さくなる）．

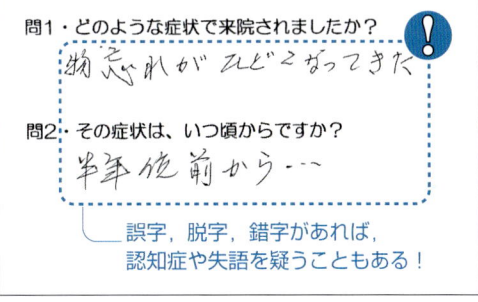

図4　問診表-4：物忘れを主訴に受診した患者（70代，女性）
本人の記載，誤字や振戦はなく，筆跡もはっきりしている．この患者は一人で来院し，その後の神経学的診察や頭部MRI検査でも異常所見はなかった．高次脳機能検査でも正常範囲であったので，「生理的健忘（良性物忘れ）」と診断した．

記載者は誰か

家族への病歴聴取は必要か？―家族の不安を取り除く

　問診表を誰が書いたかは重要である．問診表に「記載者の続柄」を記入する欄があると参考になる．

例えば，主訴が「物忘れが多い」，「よく転ぶ」など，認知症，パーキンソニズムが疑われる場合には，本人が書いているのか家族が書いているのかで，以後の問診も大きく変わってくる．家族が書いている場合，主訴について患者自身が自覚していないことが多いからである．場合によっては，初診時から患者と家族を別々に診察室に入れて話を聞くほうがスムーズに進行することもある．小児科では「患児よりも母親への対応に気を遣う」，といわれるが，神経内科でも同様に，「患者よりも家族への対応に気を遣う」と感じることも多い．認知症患者の場合に家族の付き添いが多いが，患者よりも一緒に来院した家族が心配している際には，不安を取り除くためにも，家族からの病歴聴取を優先しなければならないこともある．

発症時期・発症形式からわかること

教科書どおりには起こらない

　言うまでもなく，問診表に記載される発症時期や発症形式は重要であるが，これはあくまでもオモテの情報である．

　例えば，「脳卒中は高齢者に多く，片麻痺で突然発症することが多い」というのはオモテの情報である．教科書には「手に力が入らない」という主訴の場合，「突然発症であれば脳血管障害，ある程度緩徐な発症であれば脳腫瘍，筋萎縮性側索硬化症，頸椎症など，症状に変動があれば重症筋無力症，多発性硬化症などを鑑別する」と記載されている．実際に，これらの疾患の多くは頻度も神経所見も大きく異なり，問診表から診断をある程度鑑別することが可能である．

　しかし現実には，非常に稀な疾患や，鑑別診断が複雑な場合もあり，診察に長時間を要することも多い．そのような気配を直感的に問診票から読み取り，腰を据えてじっくり診察するつもりで，心の準備をしてから患者を呼び入れることも神経学的診察においては重

診察室

予診係はベテランの仕事

　筆者は研修医の頃に，外来の予診係として，新患患者の予診をひたすらとっていたことがある．当時は予診の重要性など考えたことはなく，患者の訴えをそのまま予診表に記載していた．

　神経疾患の診断は最初ほど難しいもので，問診表 → 病歴の聴取 → 神経学的診察 → 検査と進んでいくと，道を間違えなければ答えは次第にみえてくる．したがって，学生や研修医に予診係をさせるというのは，その後のフィードバックが確保されれば，特に神経内科ではいい訓練になる．一方で，一番難しい役目を任せてしまうわけで，診断の最初の方向を間違えることになりかねない．

　予診係は本来，ベテランの仕事である．いずれの科でもそうであるが，外来を担当する医師は問診表のウラを読むスペシャリストとなる必要がある．

要である．

性別・家族歴からわかること

遺伝歴は記載なくとも再確認

　性別，家族歴も男女差のある疾患や，遺伝性疾患を鑑別するうえで重要である．神経疾患には，伴性劣性遺伝を示し男性にのみ発症する疾患（球脊髄性筋萎縮症，筋ジストロフィなど），常染色体優性遺伝を示し家系内で代々発症者がみられる疾患〔Charcot-Marie-Tooth（シャルコー・マリー・トゥース）病，Huntington（ハンチントン）病，Machado-Joseph（マシャド・ジョゼフ）病など〕，常染色体劣性遺伝を示し孤発性のようにみえる疾患〔Wilson（ウィルソン）病など〕といった，さまざまな遺伝性疾患があるからである．

　しかしながら，特にわが国では遺伝歴を隠す傾向があるため，「記載されていないから遺伝歴なし」と考えるのは尚早で，問診で再度聞く必要がある．

既往歴・他院通院歴・嗜好歴からわかること

「主訴と無関係」と判断し，記入していない場合も—薬，酒，タバコは再確認

　既往歴，他科通院歴なども同様で，特に精神科への通院歴は隠す傾向があり，本人が「神経内科受診と関係ない」と考えて記載していないこともあるので，問診で再度問う必要がある．特にパーキンソニズムを認める患者において，薬剤性 Parkinson 症候群は常に考えなければならない疾患であるが，原因となる降圧薬，制吐薬，抗精神病薬の服薬歴は主訴とは関係がないと本人が考えて記載していないことが多い．

　また，糖尿病や高血圧の既往，アルコール摂取歴，喫煙歴なども，神経内科医からみると非常に重要な情報なのだが，患者は主訴とは関係がないと思って記載していないことが多い印象がある．喫煙やアルコールについて，問診表には「どちらも全く摂取しない」と書いてある患者で，問診で念のため再度聞いてみると，何十年もヘビースモーカー，大酒家であるが「昨日から止めている」と胸を張って答える患者がいて，絶句したことが何度もある．アルコール摂取や喫煙は，一般の嗜好者の考えでは神経疾患と全く関連がないらしい．

まとめ

　最近の自験例だが，「急に立ち上がった時や歩き始める時に，右手足がこわばって動けなくなる」という主訴を書いた10代の患者が外来に来た．この患者は内科やメンタルヘルス科を複数受診し，いろいろな検査を受け「異常ない」，「てんかんだろう」，「ストレスの影響」，「精神的なもの」などと診断され，非常に神経質になっていた．実際，「自分は精神病なのか？」とノイローゼになり，抗うつ薬を内服していた．しかしながら，神経内科医であれば，この問診表だけで「発作性運動誘発性舞踏アテトーシス（paroxysmal kinesigenic choreoathetosis：PKC）」とほぼ診断をつけられる．同様の経過をたどって，神経内科にようやくたどりついた患者を筆者は数例経験している．
　PKCは神経内科医には広く知られているが，小児科医，一般内科医にはあまり周知されていない．カルバマゼピンの投与で症状が劇的に改善する疾患であるので，本連載の主旨とは異なるが，今回ぜひ強調させていただきたい．

　「神経学的診察のスクリーニング法はない」とはよく耳にする言葉だが，「的確な問診をすれば，神経学的診察の前に神経疾患の8割は診断がつく」ともいわれる．問診表ですべてがわかるわけではないが，時には問診表でほぼ診断をつけることができたり，ある程度疾患を絞り込むことができる．今回述べたことは「どれも当たり前のことじゃないか」と思われるかもしれないが，この当たり前のことが医師の診断能力向上，患者と家族の満足につながる．また，臨床の限られた時間のなかで，診療効率やリスクマネジメントといった患者の利益に直接結びつけるという観点からも，問診表というありふれた推測材料は重要視すべきであると考えている．

第2章

患者が診察室に入ってきた，その瞬間をとらえる

2 患者が診察室に入ってきた，その瞬間をとらえる

① 姿勢からわかること

問題1

患者：79歳，女性．

現病歴：3年前からうつ病と慢性胃炎で近医に通院し，スルピリドとメトクロプラミドを継続処方されている．3カ月ほど前から歩行時に両下肢が前に出にくいことを自覚し，1カ月前からしばしば転倒するようになった．次第に動作も緩慢になってきたため受診した．

神経学的所見：意識は清明で，認知症は明らかでなかった．表情は乏しく仮面様顔貌で，小声で単調な話し方であった．腱反射は正常で病的反射はなかった．四肢，体幹に軽度の筋強剛を認めたが，左右差はなかった．静止時振戦はみられなかった．歩行はやや前傾姿勢で，小刻み歩行とすくみ足，姿勢反射障害がみられた．一般内科所見に異常はなかった．

検査所見：血液生化学検査では特記すべき異常はなく，甲状腺機能検査も正常であった．頭部MRI像（図1），MIBG心筋・交感神経シンチグラフィ像（図2）を示す．

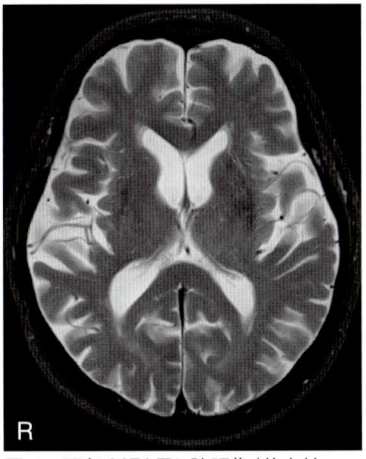

図1 頭部MRI T2強調像（基底核レベルの水平断）
R：右側

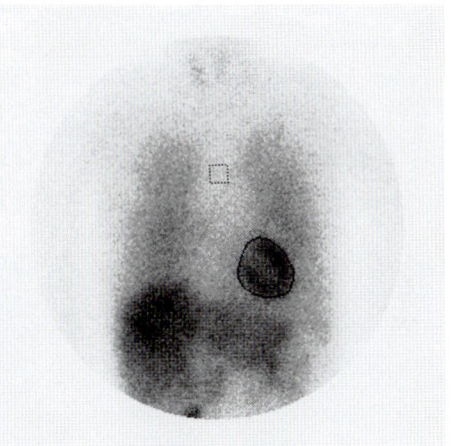

図2 心筋・交感神経シンチグラフィ像
MIBG, H/M比は早期像2.28, 後期像2.08
正常カットオフ値は2.0

1) 臨床所見と画像所見から，現時点で最も考えられる疾患は何か？

- **A** 脳血管性Parkinson症候群
- **B** Parkinson病
- **C** 線条体黒質変性症（多系統萎縮症）
- **D** 薬剤性Parkinson症候群
- **E** うつ病性仮性認知症

2) まず行う治療は何か？

- **A** スルピリド，メトクロプラミドを中止する
- **B** 抗うつ薬を追加する
- **C** 深部脳刺激療法
- **D** リハビリテーション
- **E** 経過観察

2 患者が診察室に入ってきた，その瞬間をとらえる

答え 1-1 **D** 薬剤性 Parkinson 症候群

【解説】

　薬剤性 Parkinson 症候群はさまざまな疾患の治療薬によって出現する医原性疾患である．原因薬は精神・神経疾患の分野に限らず，消化器科や循環器科，老年科の分野で広範に使用される薬剤が含まれているため，臨床の場において常に注意する必要がある．原因薬としては，線条体ドパミン受容体遮断作用のある抗精神病薬〔ブチロフェノン誘導体；ハロペリドール(セレネース®)，フェノチアジン誘導体；クロルプロマジン(ウインタミン®)〕，抗うつ薬〔スルピリド(ドグマチール®)，胃腸機能調整薬(メトクロプラミド(プリンペラン®)〕が代表的である．高齢者では比較的少量投与であってもパーキンソニズムが出現しやすく，長期投与ではより出現頻度が高率になるため，少量投与，短期投与，間欠投与が望ましい．原因薬の開始から症状出現までの服薬期間は数カ月程度の例が多いが，早い場合は 1 週間程度，遅い場合は数年以上で出現することもある．高齢女性に発症しやすい傾向がある．

　薬剤性 Parkinson 症候群の臨床症状は Parkinson 病に類似しているため，しばしば誤診断される．しかしながら初期から無動が目立ち，振戦は静止時よりも姿勢時に強く，症状は両側性にみられ，進行が速く，レボドパなどの抗 Parkinson 病薬が無効である点が Parkinson 病と異なる．薬剤性 Parkinson 症候群では血液検査，脳脊髄液検査，頭部 MRI(図 1)，脳血流シンチグラフィ，心筋・交感神経シンチグラフィ(図 2)など諸検査に異常を認めない．既往歴と神経学的所見から薬剤性 Parkinson 症候群を疑い，原因薬を確認することが診断上，最も重要であり，パーキンソニズム出現までに服用していた薬物をすべて検討する必要がある．鑑別すべき疾患としては選択肢以外に，正常圧水頭症，進行性核上性麻痺，脳腫瘍などが挙げられる．

答え 1-2 **A** スルピリド，メトクロプラミドを中止する

【解説】

　薬剤性 Parkinson 症候群の治療は原因薬の中止が第一であり，疑わしい薬剤はすべて中止することが望ましい．中止数週間後から徐々に症状改善がみられ，数カ月で回復する例が多いが，パーキンソニズムや歩行障害が残存することもある．抗 Parkinson 病薬の投与は原則として必要ないが，重症例ではドパミン受容体刺激薬，アマンタジン，抗コリン薬を使用することもある．

文献

1) 葛原茂樹：薬物性パーキンソン症候群．神経症候群 II，領域別症候群シリーズ 27．日本臨牀別冊，pp29–31，1999．
2) 葛原茂樹：薬剤性パーキンソニズム．診断と治療 **92**:755–758, 2004．

問題2

患者：73歳，男性．
既往歴：特記事項なし．
現病歴：70歳頃からしばしば転倒するようになった．近医にてレボドパ製剤を投与されたが効果は乏しかった．次第に動作緩慢，認知機能障害も目立つようになった．嚥下障害が出現し，経口摂取が困難となってきたため受診した．
神経学的所見：意識は清明だが，構音障害あり．眼球運動は上下方向に高度，水平方向に軽度の制限があったが，眼球頭位反射はよく保たれていた．頸部・体幹に高度の筋強剛を認め，頭部はやや後屈していた．四肢の筋強剛は軽度で，左右差はなく，振戦は認めなかった．すくみ足と小刻み歩行を認め，後方への転倒傾向が強かったが，四肢の失調は明らかでなかった．四肢の腱反射は軽度に亢進し，両側のBabinski(バビンスキー)徴候が陽性であったが，左右差は認めなかった．
検査所見：血液生化学検査に異常はなく，甲状腺機能検査も正常であった．血清梅毒反応検査は陰性であった．頭部MRI像（図1，2）を示す．

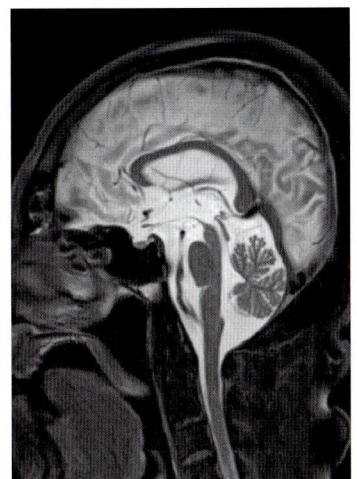

図1　頭部MRI T2強調正中矢状断像

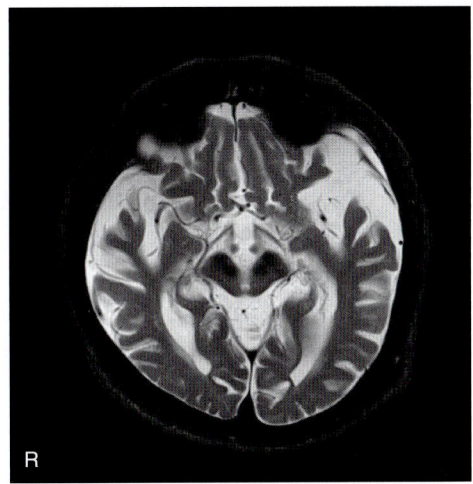

図2　頭部MRI T2強調水平断像（中脳・乳頭体レベル）
R：右側

1）現病歴，神経学的所見，頭部MRI所見から，最も考えられる疾患は何か？

- **A** Lewy小体型認知症
- **B** Alzheimer(アルツハイマー)型認知症
- **C** 大脳皮質基底核変性症
- **D** 進行性核上性麻痺
- **E** 正常圧水頭症

答え 2-1　D　進行性核上性麻痺

【解説】

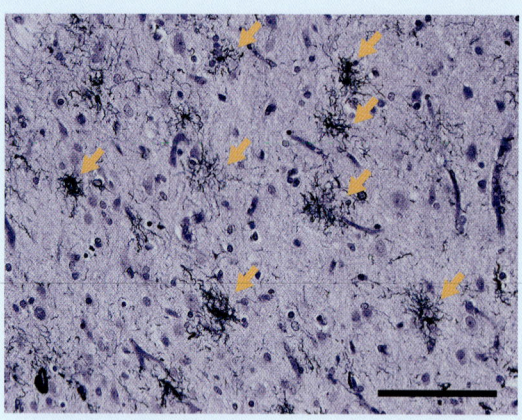

図3　アストロサイトの胞体内にみられた進行性核上性麻痺に特徴的な房状構造物（矢印）
前頭葉皮質のGallyas-Braak銀染色像，スケールバーは100μm

　進行性核上性麻痺（progressive supranuclear palsy：PSP）は，錐体外路症状を呈することからParkinson症候群に分類されるが，認知機能障害も呈するため認知症性疾患にも分類される進行性の神経変性疾患である．疾患名は眼球運動障害が脳幹や末梢性の障害ではなく核上性の障害であることに由来し，眼球頭位反射は保たれる．有病率は人口10万人に対し5～10人程度と推定されているが，Parkinson病（Lewy小体型認知症），Alzheimer型認知症，脊髄小脳変性症と誤診断されている症例もある．大脳皮質基底核変性症，正常圧水頭症，薬剤性Parkinson症候群も鑑別診断として重要である．発症は40～70代で平均55歳，罹病期間は2～11年で平均7年程度とされているが，最近は高齢発症例や長期経過例も多くなっている．発症の原因は不明であるが，中枢神経系に異常にリン酸化されたタウ蛋白が蓄積することが明らかとなっている．神経病理学的には大脳基底核，脳幹，小脳などに神経原線維変化や神経細胞脱落，グリオーシスを認め，Gallyas-Braak銀染色にて特徴的な房状構造物（tuft-shaped astrocyte）を認める（図3）．

　歩行の不安定，易転倒性で発症する症例が多く，次第に構音障害，偽性球麻痺，動作緩慢，記銘力障害，認知機能障害が加わってくる．開眼失行や眼瞼痙攣を伴う症例も多い．易怒性，人格変化などの精神症状が初期からみられることもあり，強制把握，吸啜反射などの前頭葉徴候も高率に認められる．発症初期にはParkinson病との鑑別が難しい場合も多いが，頸部後屈は頸部が前屈するParkinson病との鑑別点として重要である．また，振戦が目立たない，四肢の筋強剛が体幹に比して軽い，症状の左右差が目立たない，初期より転倒傾向が目立つことがParkinson病と異なる．

　診断には神経学的所見に加えて頭部CT，MRI所見が有用であり，前頭葉の萎縮，Sylvius（シルビウス）裂の拡大，側脳室の拡大，中脳被蓋の萎縮，第3脳室の拡大がみられる．頭部MRIの矢状断像では中脳被蓋の萎縮がより明瞭になり「ハチドリのくちばし様（hummingbird sign）」と形容される．

　治療は対症療法，リハビリテーションが主体となり，経過とともに胃瘻造設や気管切開が必要となる．レボドパなどの各種抗Parkinson病薬では効果が得られない．アミトリプチリンが歩行障害に一時的に有効である．末期には無動性無言状態となり，肺炎などの合併症で死亡する．

文献

1) Litvan I, et al: Clinical research criteria for the diagnosis of progressive supranuclear palsy (Steele-Richardson-Olszewski syndrome): Report of the NINDS-SPSP international workshop. Neurology **47**:1–9, 1996.
2) 高橋竜哉：進行性核上性麻痺：痴呆症学2. 日本臨牀増刊号, pp108–112, 2004.

2 患者が診察室に入ってきた，その瞬間をとらえる

1 姿勢からわかること

　第2章では，患者が診察室へ入室する際の観察点のコツについて「患者が診察室に入ってきた，その瞬間をとらえる」と題して，①姿勢からわかること，②表情からわかること，③歩行からわかること，④話し方からわかること，の4項目に分けて述べてみたい．

　神経内科医にとって，診察室に入ってくる患者を観察することはきわめて重要であり，患者が診察室に入ってきて，向かい合って座り，問診を始めるまでの数秒～数十秒の間に得られる情報は膨大な量である．姿勢，歩容，表情，不随意運動の有無などを観察することが可能であり，時には診察室に入ってきた瞬間に診断がつくこともある．最近は，電子カルテやオーダリングシステムを導入している病院が多いが，患者が診察室に入ってくる時，あるいは出て行く時に，コンピュータ画面に向かって記録を打ち込んでいて貴重な瞬間を見落とすことがあってはならない．また，いずれの科にも当てはまるが，患者が診察室に入ってくる時にアイコンタクトを含めて相手としっかり向き合うことは，その後の問診・診察を含めて患者−医師関係を築くうえできわめて重要な第一歩である．

患者が診察室に入ってきた

　通常の診察室では歩いて入ってくる患者もいれば，杖を使っている患者，装具を使用している患者，介助が必要な患者，車いすで入ってくる患者など多彩であるが，患者が診察室に入ってくる瞬間には，まず表情，姿勢や四肢の状態が目に入ると思う．

　姿勢や四肢の状態に異常があるかどうかに注意することは，神経学的診察においてきわめて重要であるため，どのようにして入室したかもカルテに記載し，「歩けない」という主訴であっても，立てるかどうか，姿勢はどうかを確認するようにしている．姿勢や歩行の異常は，ある意味でパターン認識であり，まずひと目見た段階で「何かおかしいぞ！」と直感を働かせることが大切である．

前傾姿勢からわかること

Parkinson姿勢—亀背，腰曲がりとの鑑別

　疾患に特有な姿勢で代表的なものは，Parkinson病をはじめとするパーキンソニズムを呈する疾患においてみられる前傾姿勢である．特にParkinson病においてみられる前傾姿

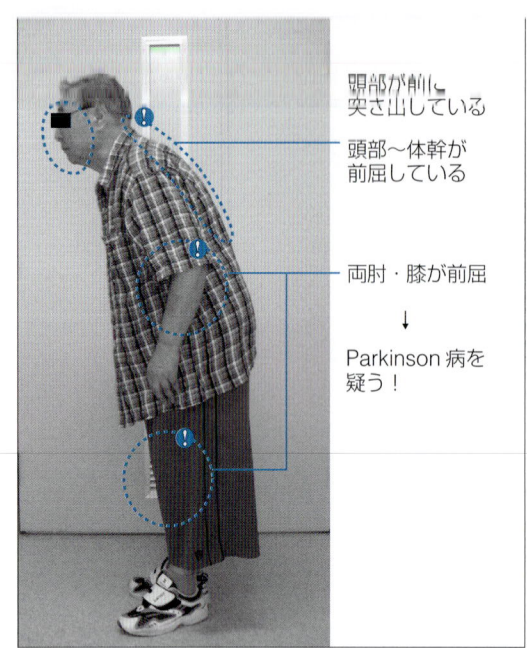

図1 Parkinson姿勢（60代，男性．Parkinson病）

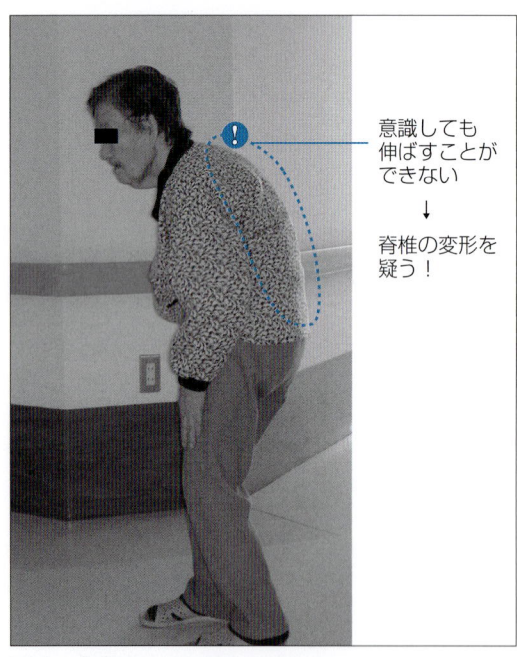

図2 亀背（70代，女性．Alzheimer型認知症）

勢は特徴的で，「Parkinson姿勢」（図1）と呼ばれることもある．Parkinson姿勢では頭部と体幹を前方に曲げ，両腕を肘で軽度屈曲し，両膝も軽度曲げて，身をかがめるようにしている．骨粗鬆症や椎体の圧迫骨折により脊椎が変形して生じる「亀背（または円背）」（図2）は前傾姿勢とは区別されるが，高齢者ではしばしばみられる異常姿勢であり，意識しても伸ばすことはできない．

また，一般にいう「猫背」では頸が前下方へ下がり両肩も含めて背中全体が丸く前屈みになるが，脊椎構築上の異常はないことが多く，意識すれば伸展が可能である．

「腰曲がり」は，傍脊柱筋の筋力低下により立位では体幹の著明な屈曲がみられ，背臥位では改善するという症候であり，図3に示すように，意識すればある程度の伸展が可能である．Parkinson病にみられる前傾姿勢は独特なので，特徴を認識すれば亀背，腰曲がりとの区別は可能であると思われる．しかし，実際には両者が合併していることもあり，時に判別に苦慮する．

またパーキンソニズムとは動作緩慢，筋強剛，姿勢反射障害，安静時振戦の四徴を指すのであって，姿勢異常は通常，含まれていないことに留意していただきたい．高齢者ではしばしば亀背傾向があり，側彎がみられることも稀ではないが，筋強剛や歩行障害を伴っていなければ神経疾患とは関連がないことも多い．

他疾患との鑑別

前傾姿勢の患者を診た時は，頸部にも注目していただきたい．Parkinson病の前傾姿勢では頸部も前屈していることが多く，頭部はやや前方に突き出す傾向がある．一方で，進行性核上性麻痺はパーキンソニズムを呈する疾患ではあるが，頸部は後屈することが多い（図4）．また，Parkinson病でみられる頸部の前屈と区別しなければいけない症候に「首下がり」（図5）がある．首下がりは主に後頸筋の筋力低下が原因であり，筋萎縮性側索硬化症や筋ジストロフィなどでみられる．

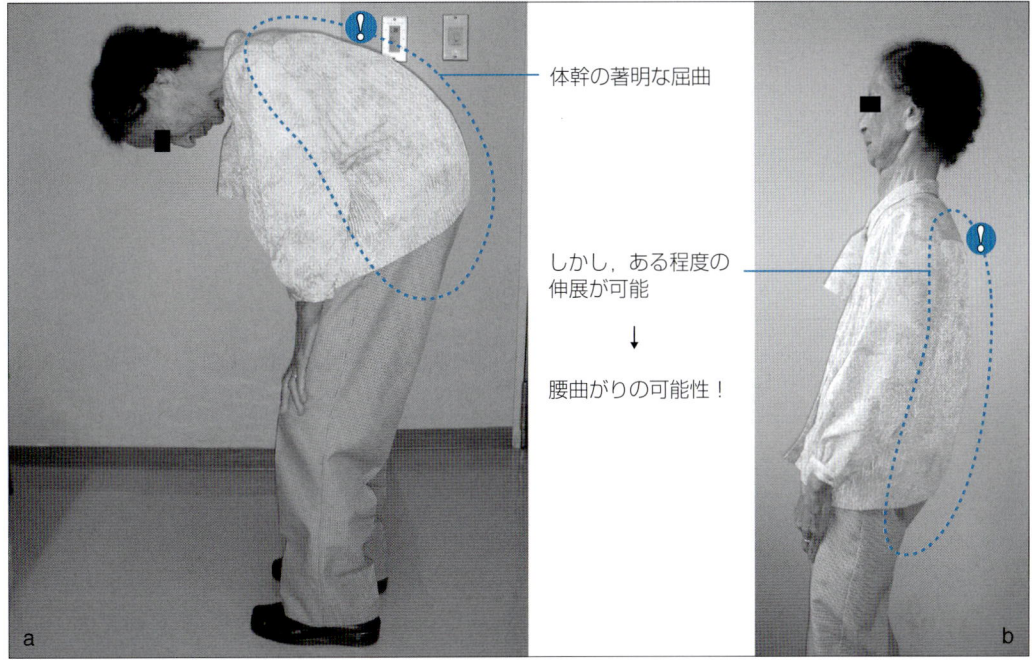

図3 腰曲がり（80代，女性．腰部脊柱管狭窄症） a：歩行時，b：伸展時

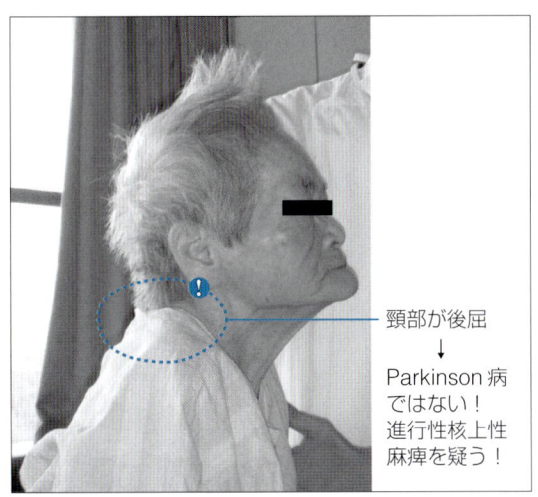

図4 頸部後屈（70代，女性．進行性核上性麻痺）

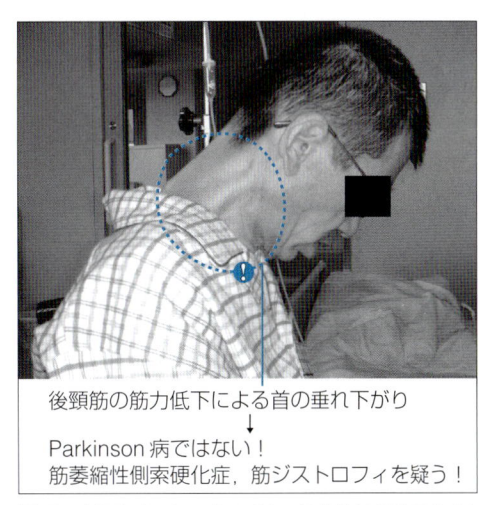

図5 首下がり（50代，男性．筋萎縮性側索硬化症）

斜め徴候

　Parkinson病ではさらに，腰かけると横に傾斜する傾向があり，「斜め徴候」あるいは「Pisa（ピサ）徴候」と呼ばれる（図6）．患者自身は自分が斜位をとっている自覚がなく，こちらが指摘しても気にならないようである．またParkinson病の患者では筋強剛の強い側に凸の脊柱側彎が生じる傾向がある．ベッド上で背臥位から起き上がる時も，完全に座位になるまで起き上がらずに途中で止まってしまう傾向がある（半座位徴候）．その際，非常に不安定な斜め姿勢となるが，患者は苦痛を訴えることなく，そのままの姿勢を保っている．ベッド上で

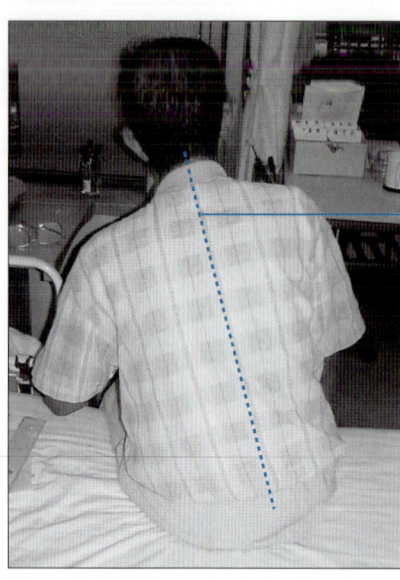

図6 斜め徴候(60代,男性.Parkinson病)

臥床している時,診察のためベッドに横になってもらった時にベッドの長軸に対して斜めに寝ていて,足がベッドの端から出ていたりするが,患者は気にとめていないことも多い(斜臥位徴候).これらの症候はParkinson病における斜め徴候と考えられているが,その出現機序にはParkinson病における筋強剛や空間認知機能障害,注意力の障害などさまざまな問題が関与しているようであり,臨床的に興味深い徴候である.

ほかにもパーキンソニズムを呈する疾患は薬剤性Parkinson症候群,線条体黒質変性症,脳血管性Parkinson症候群など多彩であるので,患者が診察室に入ってきた,その瞬間の姿勢からまずパーキンソニズムの存在を疑い,鑑別を進めることが重要である.

肢位の異常からわかること

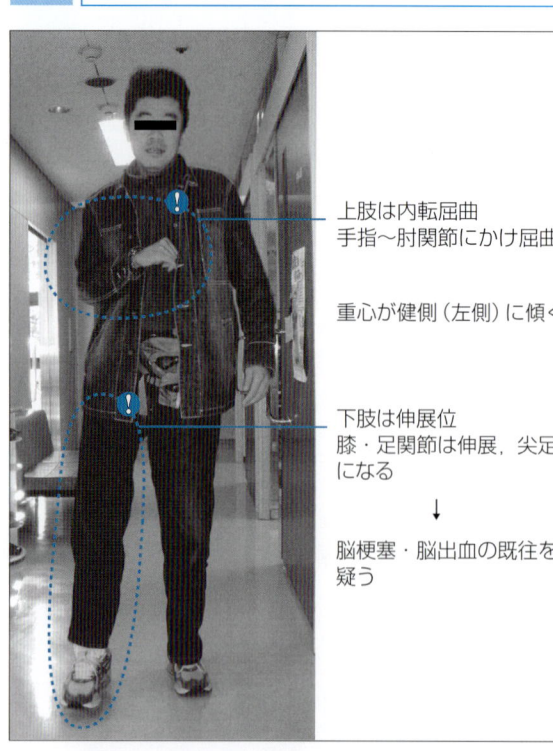

図7 Wernicke-Mann肢位(40代,男性.脳出血後遺症)

Wernicke-Mann肢位

脳梗塞後遺症,脳出血後遺症などでみられる痙性片麻痺患者の独特な姿勢は「Wernicke-Mann(ウェルニッケ・マン)肢位」(図7)といわれる.この肢位では麻痺側の上肢は内転屈曲し,手指,手関節,肘関節はいずれも屈曲位をとり,下肢は伸展位を呈し,膝関節,足関節ともに伸展し尖足となる.陳旧例では関節拘縮を伴っていたり,肩関節の亜脱臼もしばしばみられる.健側下肢で体重を支えるため,重心線を含めて身体は健側へ偏倚する.内包を含む錐体路の障害でみられるが,脳梗塞や脳出血の発症急性期から出現するのではなく,発症後,ある程度経過してからこのような肢位を呈する.

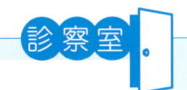

姿勢とは

「姿勢」というと，一般医学的には頭部，体幹，四肢の相対的位置関係を観察する静的姿勢を指すことが多いが，神経内科的には身体全体がつくる形，格好，姿を指し，今回の内容もそれに沿って記載した．精神科，心療内科領域では，治療者が患者に相対する際の治療者の構え，態度のことを「姿勢」といい，今回の論点とは異なるので念のため付記しておく．

痙性四肢麻痺の姿勢

多発性脳梗塞などで両側の痙性を呈する場合には両下肢が伸展，尖足傾向を示し痙性四肢麻痺の姿勢となる．重心線は麻痺の軽い側へ偏倚する．脳性麻痺で対麻痺を呈する場合には，下半身の成長が悪く，変形も高度である．

除皮質硬直および除脳硬直の肢位

一般の外来で診ることはないが，救急外来などで意識障害患者が両側のWernicke-Mann肢位を呈していれば「除皮質硬直」の肢位であり，両側大脳半球の広範な障害を示唆する．一方で四肢が伸展し，上肢は内転，内旋し，股関節は内転，足関節は足底に屈曲していれば「除脳硬直」の肢位であり，脳幹部の両側性の障害を示唆して予後不良の徴候である．

姿勢からわかる平衡感覚の異常

運動失調がある場合は，立位でも座位でも姿勢の異常がみられる．失調の原因は小脳性に限らず，深部感覚障害，前庭迷路感覚の障害によっても起こるが，一般に失調のある患者の立位姿勢では両脚を広げ，両腕も外転して平衡を保とうとしている（図8）．いすに座っても，両脚を開き手をいすについて平衡を保とうとする．

姿勢からわかる腰帯筋の筋力低下

筋ジストロフィ，多発筋炎などの下肢近位筋，腰帯筋（骨盤帯）の筋力低下がみられる疾患でも開脚位をとる傾向があり，腰椎の前彎が増強し腹部を突出し，上半身を後方へ反らせる独特な体幹姿勢を呈する（図9）．この姿勢は，正面よりも側面から観察したほうがわかりやすい．いすから立ち上がる時に介助が必要であったり，膝に手をつかないと立ち上がれない場合は，下肢近位筋，腰帯筋の筋力低下を示唆しているので，診察終了時のいすからの立ち上がりにも注目していただきたい．

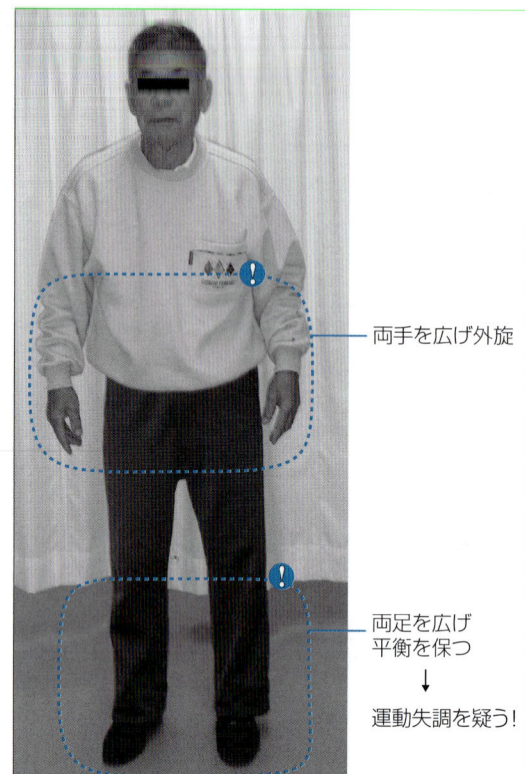

図8 小脳失調(70歳，男性．脊髄小脳変性症)

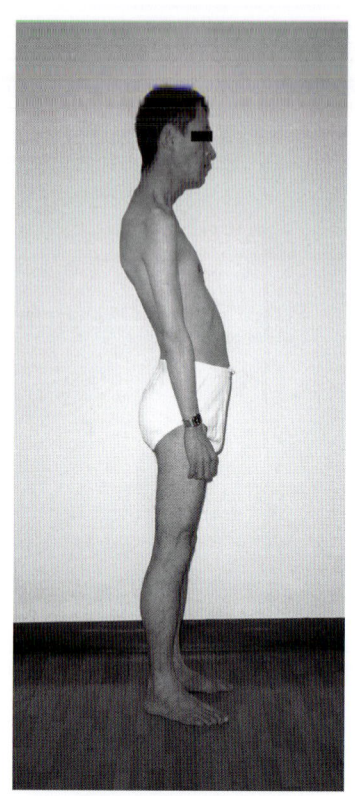

図9 腰帯筋の筋力低下による姿勢(50代，男性．肢帯型筋ジストロフィ)

ジストニー

　筋緊張の異常亢進による異常な姿勢，異常な肢位のことを，神経学的にはジストニー(dystonia)という．ジストニーでは，体幹の捻転や，胸郭の傾斜，四肢の過伸展や過屈曲などを呈する．Wilson病，捻転ジストニー(torsion dystonia)，脳腫瘍，脳性麻痺などでみられるが，不随意運動の一種であるアテトーゼ(athetosis)との鑑別は時に難しく，詳細は成書を参考にしていただきたい．前述の進行性核上性麻痺でみられる頸部後屈(☞19ページ，図4)は頸部ジストニーである．

　また，頸部筋群の異常収縮が持続することで起こる頭頸部の姿勢異常として，痙性斜頸がある．痙性斜頸では頸部を回転するタイプが多いが，前後に屈伸するタイプもある．斜頸があっても頸部筋の異常緊張や自覚症状を伴っていなければ，神経疾患とは関連がない「特発性斜頸」や「習慣性斜頸」であることも多い．ジストニーは一般に錐体外路系の機能異常によって出現するが，神経内科疾患だけではなく精神的ストレスの影響，心身症としての側面もあり，心療内科的疾患との鑑別が難しいこともある．また，薬剤性Parkinson症候群と同様に，抗精神病薬の副作用としてジストニーが出現することもあるので，注意が必要である．

まとめ

「腰曲がり」,「亀背」,「前傾姿勢」は,実際の患者では複数が合併し,判別しにくいこともある.図10に示した患者は,「前傾姿勢があるからParkinson病ではないでしょうか?」と整形外科から紹介されてきた症例である.腰痛があり整形外科を受診したとのことで,腰部脊柱管狭窄症が認められたが,歩行障害も訴えているとのことであった.「腰曲がり」や,「亀背」が強い患者はパーキンソニズムがなくても歩行障害を訴えることがしばしばあり,Parkinson病との鑑別に悩むこともある.この患者も初診時の入室姿勢を見た第一印象は「亀背と腰痛による歩行障害だろう」であった.しかし神経学的に診察すると,左上肢の振戦,筋強剛とともに,よく観察すると軽度の小刻み歩行があり,その後の画像検査も含めてParkinson病(+亀背)と診断した.

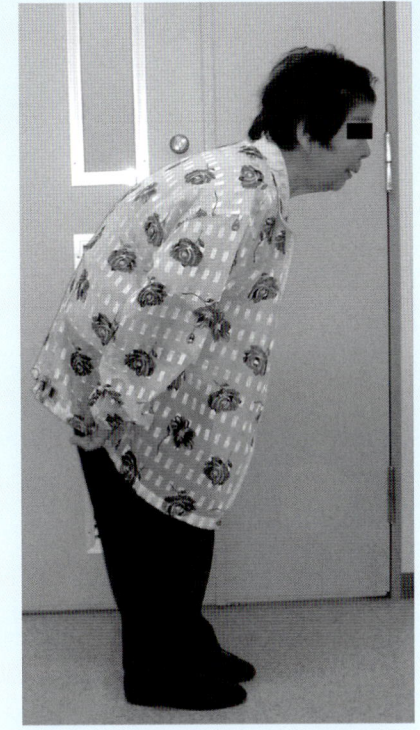

図10　Parkinson病による前傾姿勢＋亀背(70代,女性)

姿勢の異常は容易に観察できるが,短時間しか出現しなかったり,診察中には出現しないこともあり,また本人が自覚していないこともあるので,患者が診察室に入ってきた瞬間から最後に出て行くまで常に姿勢,肢位を観察していただきたい.神経内科医以外ではこれらの姿勢異常の鑑別は難しいかもしれないが,「姿勢が正常ではない → 神経疾患が疑われる」,という認識が重要であることを強調したい.姿勢の異常は問診表や主訴には上がってこない場合も多いが,診察室に入ってきた一瞬で判別することも可能であり,日頃から多くの患者を診て検討し,その特徴をよく認識することは神経疾患を疑う重要な根拠となると思われる.

2 患者が診察室に入ってきた，その瞬間をとらえる
❷ 表情からわかること

問題1

患者：51歳，男性．

現病歴：生来健康であったが，約2年前から顔面や肩，四肢先端が不随意に動くようになった．次第に性格が変化し，怒りっぽくなったため，家族に連れられて受診した．父親，従兄弟に同様の不随意運動があり，叔父が自殺している．

神経学的所見：一般内科所見に異常はなかった．意識は清明であったが，顔面をしかめ，舌を突出し，頭部を左右に振り，肩をすくめるような不随意運動がみられ（図1），四肢の舞踏様運動も目立った．明らかな筋力低下，筋強剛はなく，腱反射は正常で，病的反射はなかった．小脳症状，感覚障害は明らかでなかった．

検査所見：血液生化学検査では特記すべき異常は認めなかった．頭部MRI像（図2）を示す．

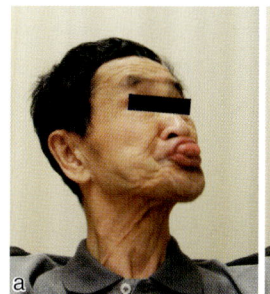
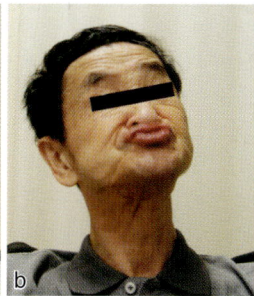
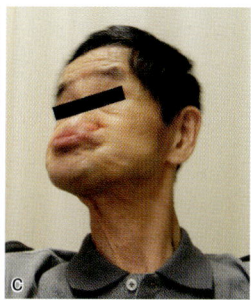

図1　患者の顔面・頸部にみられた不随意運動

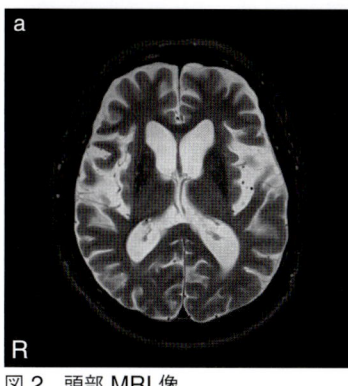
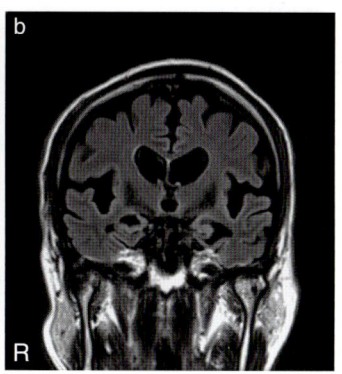

図2　頭部MRI像
a：水平断・T2強調像，b：冠状断・FLAIR像，R：右側

1）臨床経過，神経学的所見，画像所見から，最も考えられる疾患は何か？

- Ⓐ 大脳皮質基底核変性症
- Ⓑ Huntington病
- Ⓒ Parkinson病
- Ⓓ 線条体黒質変性症（多系統萎縮症）
- Ⓔ ヒステリー（転換性障害）

答え 1-1　B　Huntington 病

【解説】

　Huntington 病(Huntington's disease)は，進行性の不随意運動，認知機能障害，精神症状を呈する常染色体優性遺伝性神経変性疾患である．Huntington 舞踏病(Huntington's chorea)とも呼ばれる(chorea とはギリシャ語で踊りを意味する)．神経病理学的には大脳基底核，特に尾状核における小型神経細胞の脱落が特徴的で，不随意運動の責任病巣と考えられている．頻度は人種により異なり，白人では人口 100 万人当たり 60〜80 人であるが，わが国やアジアでは 2〜5 人程度と少ない．原因遺伝子として，第 4 染色体短腕上に存在する IT15 遺伝子〔Huntingtin(ハンチンチン)とも呼ばれる〕が同定され，末梢血白血球を用いた遺伝子診断が可能となっている．IT15 遺伝子内の 3 塩基配列の繰り返し(CAG リピート；C：サイトシン，A：アデニン，G：グアニン)が正常では 11〜34 リピートであるのに対し，36 リピート以上に伸長すると発病する．トリプレット・リピート(triplet repeat)病の一種であり，CAG はグルタミンをコードするため，ポリグルタミン病とも呼ばれる．若年発症者は長い CAG リピートをもち，高齢発症例では比較的短い伸長にとどまる．世代を経るごとに発症年齢が早くなり，父親から原因遺伝子を受け継いだ患者でより顕著になる表現促進現象(anticipation)が知られている．

　35〜50 歳に不随意運動，性格変化，精神症状で発症する例が多く，「古典型」と呼ばれる．男女差はほとんどない．20 歳以下で発症するタイプを「若年型」と呼び，成人発症例と比べて症状が多彩である．パーキンソニズムを呈する「強剛型」，65 歳以上で発病する「高齢型」もある．自分の意志とは無関係に生ずる顔面，肩，四肢のすばやい動きが特徴で，安静臥床時よりも歩行時や動作時に増悪する傾向があり，睡眠中は消失する．症例によって落ち着きがないと思われる程度の随意運動様のものから，顔をしかめる，舌打ち，口すぼめ，頻回の瞬目，頸を振る，肩すくめ，腕振り，腰ゆすりなどさまざまな不随意運動を呈し，バリスム様の激しい運動を示す例もある．易怒性，易爆発性と表現される性格変化や，同じことを繰り返すなどの行動変化，集中力の低下，無関心，抑うつ状態等の精神症状がみられ，幻覚や被害妄想が認められる症例もある．症状を自ら訴えることはなく，「手先が不規則に勝手に動く」，「行儀が悪くなった」，「落ち着きがなくなった」，などと家族が訴える．自殺企図がみられる例もあり，親族に自殺者が多いことも注目されている．

　頭部 CT や MRI 検査では図 2 に示したように線条体，特に尾状核の萎縮と側脳室前角の拡大が特徴的である．画像所見，家族歴，舞踏運動を含めた神経所見から本症を疑い，遺伝子検査で診断は確定する．本症と類似の病態を呈する歯状核赤核淡蒼球ルイ体萎縮症はわが国に多く，鑑別が重要である．ほかに鑑別すべき疾患としては有棘赤血球舞踏病(chorea-acanthocytosis)，Wilson 病，老人性舞踏病，薬剤性 Parkinson 症候群，脳血管障害，高血糖状態などがある．

　不随意運動，精神症状，うつ症状などには対症療法が施行されるが，原疾患そのものの根本的な治療法はなく，発症を予防することも現時点ではできない．ペルフェナジン，ハロペリドール，クロルプロマジンなどのドパミン受容体拮抗薬が舞踏運動の抑制に有効であり，易怒性，易興奮性，幻覚，妄想を抑制することもできる．2013 年には，舞踏運動を抑える薬としてモノアミン枯渇薬のテトラベナジンがわが国でも承認された．緩徐進行性の経過をとり，末期には高度の認知機能障害を呈し，歩行困難，嚥下困難となり呼吸器感染などの合併症で死亡する．平均 15 年以上生存するが経過は多様であり，QOL を重視した療養計画，生活療法を行う必要がある．本症は特定疾患の対象難病の一つで，医療費の補助や介護保険の申請など社会的サポートの指導も重要である．

文献

1) 金澤一郎：Huntington 病：神経症候群II, 領域別症候群シリーズ 27. 日本臨牀別冊, pp86-88, 1999.
2) 土井宏, 他：Huntington 病. 痴呆症学 2. 日本臨牀増刊号, pp102-107, 2004.
3) 中野今治, 他：ハンチントン病と生きる—よりよい療養のために. 神経変性疾患に関する調査研究班(編), 2013. http://www.nanbyou.or.jp/upload_files/huntington.pdf

2 表情からわかること

患者が診察室に入ってきた，その瞬間をとらえる

　本節では診察室入室時の表情について，観察のコツを述べてみたい．「表情を読む」ことは，社会的存在としての人間にとっても重要な課題である一方，パターン認識でもあり，文章で表現するのは難しいが，神経疾患との関連をなるべくわかりやすく概説したい．

　患者が診察室に入る瞬間から向かい合って座るまで，問診中，診察中に表情を観察することは重要な神経学的診察である．表情の観察は，「それでは表情を観察させていただきます」と患者に言うわけではなく，常に観察を続ける必要がある．一方，顔面や舌，咽頭の動きを含めた脳神経系の神経学的診察では，患者に「目をつぶってください」，「舌を出してください」，「あー，と声を出してください」などの口頭指示をしながら診察する．これらの脳神経系の所見のとり方については，今回の論点とは異なるので成書を参照していただきたいが，神経学的診察のなかでも最初に行う重要な検査である．

表情−情動反応−中枢神経疾患の関連

　表情の観察は，情動反応の観察という面でも重要である．患者のもともとの性格にも影響されるが，中枢神経疾患においては情動反応に異常が起こることは稀ではなく，心因反応や内因性精神病を疑わせる表情が，神経疾患でみられることがある．例えば，前頭葉の広範な障害により軽躁や自発性低下，多幸的な表情を呈したり，情動失禁〔または感情失禁（emotional incontinence）〕と呼ばれる「強迫泣き（ちょっとしたことでひどく泣く）」や，「強迫笑い（少しユーモラスなことでひどく笑う）」が出現することがある．

表情に注意すべき疾患

　神経学的診察において，特に表情をよく観察しなければならない神経疾患として，パーキンソニズムを呈する疾患，認知症を呈する疾患，抑うつ状態を呈する神経変性疾患が挙げられる．問診表からパーキンソニズムや認知症，抑うつ状態が疑われる場合には，入室時から表情をよく観察していただきたい．

　神経症状を訴えて受診するうつ病患者，抑うつ状態の患者は少なくない．特に「仮面うつ病」患者では頭痛や頭重感，めまい，しびれなどの神経症状を訴えて受診することが多い．また，認知症を心配して受診する神経症の患者や，認知症を疑われて受診する老人性うつ病患者では，抑うつ症状については問診表にも主訴にも挙がってこない．したがって，初

診時の表情から抑うつ気分，神経症気質を読み取り，うつ病や抑うつ状態，神経症の存在を疑わなければ鑑別診断ができない．抑うつ状態を呈する脳器質疾患や身体疾患は多いので，抑うつ状態があるかどうかを表情から読み取ることは重要であると思われる．

顔貌からわかること

仮面様顔貌

　表情のなかで神経学的に最も重要な所見として，パーキンソニズムを呈する疾患においてみられる「仮面様顔貌（masked face）」（図 1）または「Parkinson 顔貌」がある．問診表からパーキンソニズムが疑われる患者において仮面様顔貌がみられれば，Parkinson 病を含めた Parkinson 症候群の可能性が高くなる．また，問診表から認知症の疑われる患者においては，仮面様顔貌がみられれば Lewy 小体型認知症や進行性核上性麻痺などを疑う根拠となり，にこにこして重篤感がなければ Alzheimer 病を疑う根拠となる．

抑うつ顔貌，せん妄状態と仮面様顔貌の鑑別

　うつ病患者にみられる「抑うつ顔貌（depressive face）」（図 2）と仮面様顔貌は鑑別が難しいこともあるが，仮面様顔貌では顔面の皮膚が脂ぎった「膏顔（oily face）」が合併することが多い．抑うつ顔貌であれば老人性うつ病や抑うつ神経症が疑われるが，Parkinson 症候群においても抑うつ状態を合併することは多いので，実際には判断が難しい．薬剤性 Parkinson 症候群の患者では，仮面様顔貌に加えて流涎（りゅうぜん）や口部ジスキネジーを伴っていることも多い．

　抑うつ顔貌や仮面様顔貌と鑑別が難しい表情として，活動減少型のせん妄状態でみられるぼんやりとして動きの少ない表情（図 3）がある．抑うつ状態，パーキンソニズム，認知症との鑑別が難しいが，せん妄状態は通常，一過性に出現してくるので，臨床経過につい

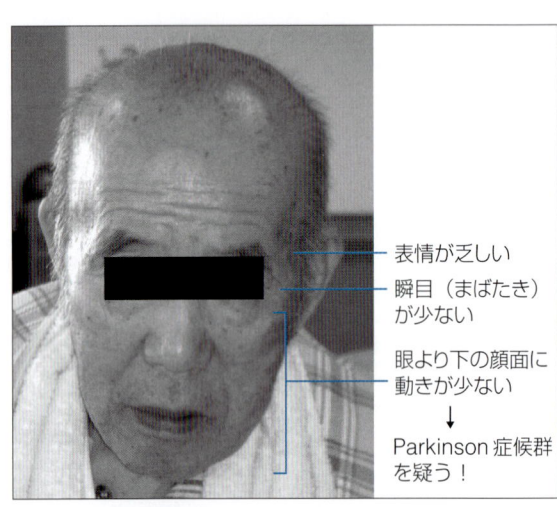

図 1　仮面様顔貌（70 代，男性．Parkinson 病）
- 表情が乏しい
- 瞬目（まばたき）が少ない
- 眼より下の顔面に動きが少ない
　↓
- Parkinson 症候群を疑う！

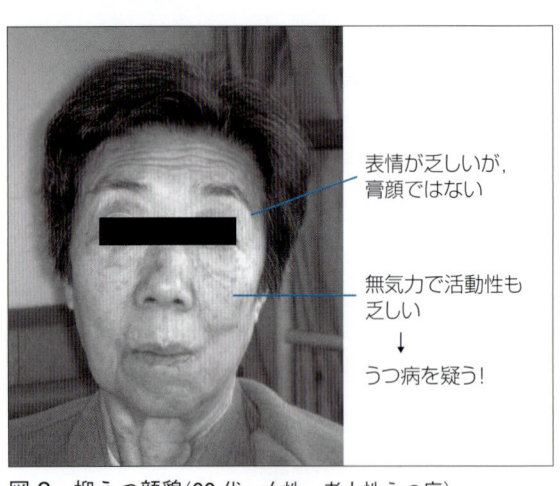

図 2　抑うつ顔貌（60 代，女性．老人性うつ病）
- 表情が乏しいが，膏顔ではない
- 無気力で活動性も乏しい
　↓
- うつ病を疑う！

ての問診が診断上，重要になってくる．活動過剰型のせん妄状態では落ち着きがなく，不安でおびえた表情がみられる．

敗血症や高熱を呈する疾患でみられる「無欲状顔貌」（図4）は，以前には腸チフス患者の診断に重視され「腸チフス顔貌」とも呼ばれた．

甲状腺機能低下症の患者では，顔面全体が腫れぼったく，眼瞼も浮腫状となる（図5）．頭髪，眉毛が薄くなり，口唇や舌は厚くなり，表情も乏しい．

斧状顔貌と筋病性顔貌

筋強直性ジストロフィでは前頭部の禿頭（とくとう）があり，「斧状顔貌（hatched face）」（図6）と呼ばれる特徴的な顔貌を呈する．眼瞼下垂があり，側頭筋と咬筋の萎縮により顔の下半分が細く，下顎が小さくみえる．不活発な表情で，顔面筋力の低下のため開口位を示すことも多い．

顔面肩甲上腕型筋ジストロフィや重症筋無力症でみられる「筋病性顔貌（myopathic face）」（図7）は，眼瞼下垂に加えて，口輪筋，頬筋などの顔面筋力低下により生じる無欲状な表情を呈する．口唇が弛緩し，口角が下がり失笑性表情を示し，「スフィンクス顔貌」とも呼ばれる．

顔面神経麻痺

顔面神経麻痺は神経内科以外でもしばしば遭遇する疾患であり，高度な場合は一見すればわかる．顔つきが左右対称であるかを診ることは重要であるが，正常でも多少は左右差があるので，軽度の場合には判定に注意が必要である．

顔面神経麻痺がある場合，眼裂は麻痺側で開大し，麻痺側の鼻唇溝（法令線）は浅くなり，口角は麻痺側で下がり健側に

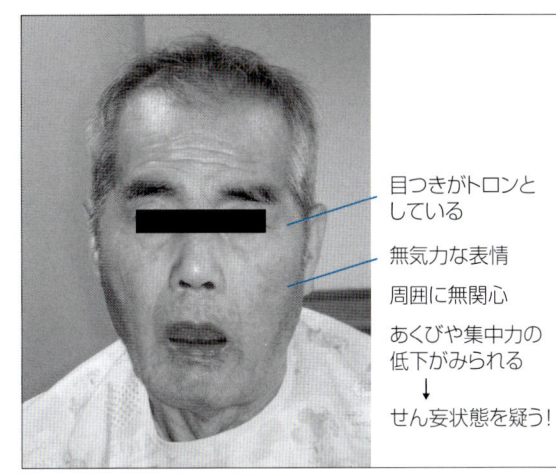

図3 活動減少型のせん妄状態（70代，男性．Parkinson症候群）
- 目つきがトロンとしている
- 無気力な表情
- 周囲に無関心
- あくびや集中力の低下がみられる
  ↓
- せん妄状態を疑う！

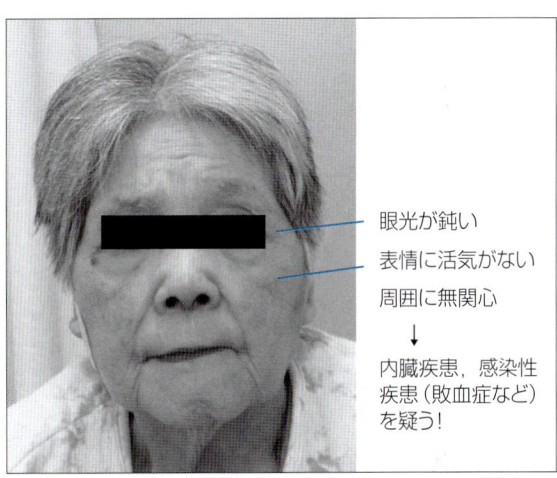

図4 無欲状顔貌（70代，女性．肺炎で入院した多発性脳梗塞患者）
- 眼光が鈍い
- 表情に活気がない
- 周囲に無関心
  ↓
- 内臓疾患，感染性疾患（敗血症など）を疑う！

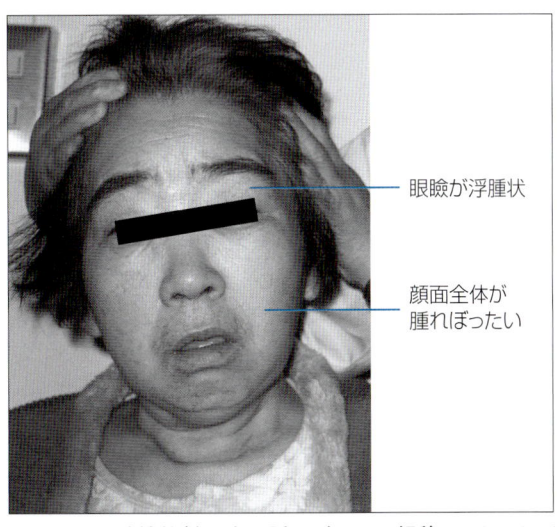

図5 甲状腺機能低下症の腫れぼったい顔貌（70代，女性）
- 眼瞼が浮腫状
- 顔面全体が腫れぼったい

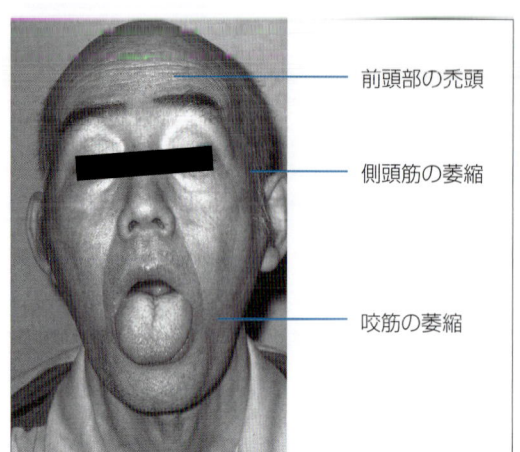

図6 斧状顔貌(60代,男性.筋強直性ジストロフィ)
- 前頭部の禿頭
- 側頭筋の萎縮
- 咬筋の萎縮

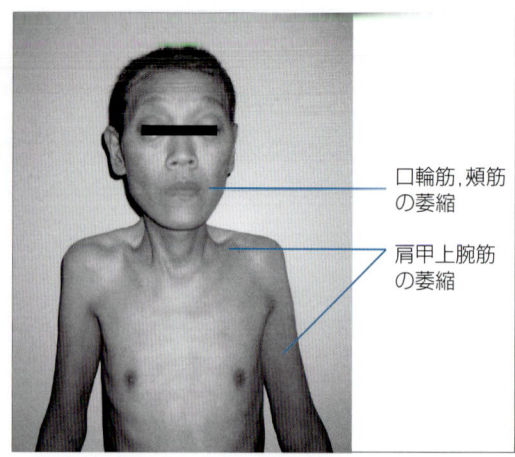

図7 筋病性顔貌(40代,男性.顔面肩甲上腕型筋ジストロフィ)
- 口輪筋,頬筋の萎縮
- 肩甲上腕筋の萎縮

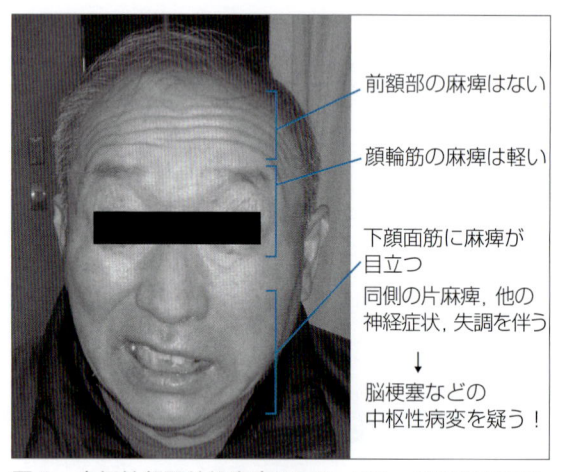

図8 中枢性顔面神経麻痺(60代,男性.脳梗塞後遺症)
- 前額部の麻痺はない
- 眼輪筋の麻痺は軽い
- 下顔面筋に麻痺が目立つ
- 同側の片麻痺,他の神経症状,失調を伴う
↓
脳梗塞などの中枢性病変を疑う!

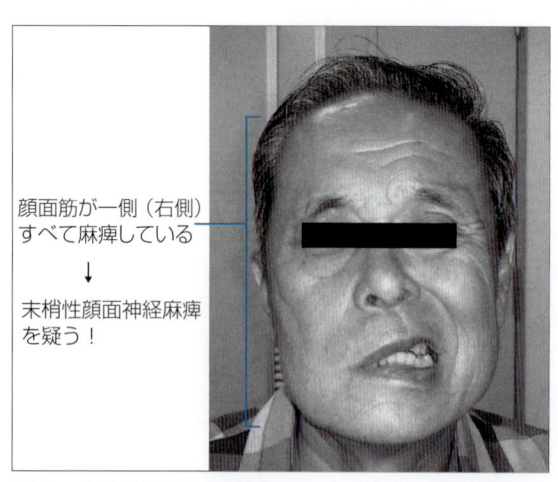

図9 末梢性顔面神経麻痺(70代,男性.Bell麻痺)
- 顔面筋が一側(右側)すべて麻痺している
- 末梢性顔面神経麻痺を疑う!

引かれる.一見するとわからない軽度の顔面神経麻痺の際には,患者と話している時や笑う時の口角の動きを観察することが重要である.

「中枢性顔面神経麻痺」(図8)と「末梢性顔面神経麻痺」(図9)の鑑別方法として,前額部にしわを寄せることができるかどうかで鑑別することはよく知られている.しわを寄せることができれば中枢性(核上性),しわを寄せることができなければ末梢性(核性または核下性)である.実際には,末梢性顔面神経麻痺では顔面筋が一側全部麻痺するので一目瞭然であることが多く,中枢性顔面神経麻痺であれば前額部だけでなく眼輪筋の麻痺症状も軽く,下顔面筋に目立つ麻痺がある.また,中枢性顔面神経麻痺が単独に出現することは稀で,通常は同側の片麻痺や他の脳神経症状,失調を伴っている.開眼したままで閉眼ができない状態を兎眼というが,一側の兎眼があれば末梢性顔面神経麻痺の場合が多い.

原因不明の一側末梢性顔面神経麻痺を「Bell(ベル)麻痺」(図9)というが,Bell麻痺の患者は診察室に入った瞬間に診断が

つくことも多い．また，問診では一側の顔面が「腫れぼったい」とか「しびれる」と訴える場合が多く，麻痺を自覚していないこともある．

苦悶状表情

　三叉神経痛などの強い疼痛や，高度の痙性麻痺などの強い苦痛がある時には，顔をしかめて「苦悶状表情」を呈する．詐病患者でも苦悶状表情を示すことがしばしばあるが，いかにも表情が大げさで不自然さを感じることが多い．

眼からわかること

「びっくり眼」

　「びっくり眼」(図10)というと一般用語として使われている印象があると思うが，神経内科の専門用語としても重要である．神経学的には「Collier(コリエ)徴候」とか「bulging eye」ともいわれる．びっくり眼を呈する疾患としては遺伝性脊髄小脳変性症の3型であるJoseph(ジョセフ)病が代表的である．甲状腺機能亢進症でも眼球突出がみられ，眼瞼の開大が強く，「Dalrymple(ダルリンプル)徴候」として知られているが，眼球に光沢があり，表

診察室

Wilson病

　以前に経験した精神科から紹介の10代女性例である．「統合失調症として加療しているが不随意運動が出てきたので，神経内科的に診察してほしい」との診察依頼であった．精神科からのこの手の依頼は，ほとんどが薬剤性Parkinson症候群，遅発性ジストニーであり，実際この患者も抗精神病薬を数種類投薬されていた．しかし，診察室に入った瞬間の表情を見て「これは違う」と直感が働いた．四肢の舞踏アテトーゼ様の不随意運動よりも，特徴的な顔貌が印象的で，入院精査の結果，Wilson病であることが判明した．
　Wilson病患者の顔貌が特徴的であることは古くから指摘され，「Wilson顔貌」とも呼ばれている．笑った時には歯茎が広く露出してさらに特徴的である．精神疾患として治療されている患者のなかにWilson病患者が紛れている可能性が指摘され，すべての精神疾患患者において血清セルロプラスミン値の測定を推奨する意見があることを付記しておきたい．

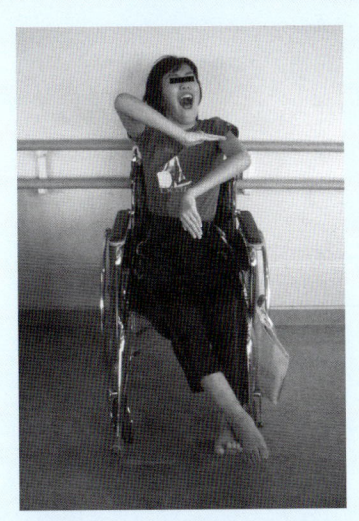

特徴的なWilson顔貌と，四肢の舞踏アテトーゼ様のジストニー

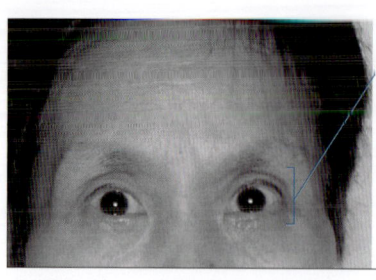

患者が診察室に入ってきた、その瞬間をとらえる

図 10　びっくり眼（70代, 女性. Joseph 病）
- 上眼瞼が後退し，眼球が突出
- 独特なぎょろっとした目つき
→ 遺伝性脊髄小脳変性症（Joseph 病）を疑う！

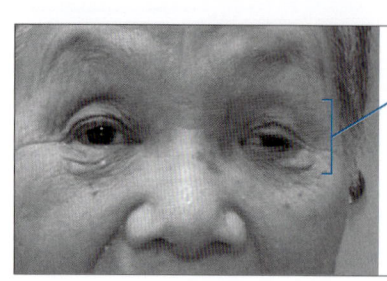

図 11　左動眼神経麻痺（80代, 女性）
- 左眼球が外側偏位している
- 左側の眼瞼下垂を伴っている
→ 左動眼神経麻痺を疑う！

情はいきいきとしている点から鑑別できる．

眼瞼下垂

瞳孔に上眼瞼がかかっていれば，眼瞼下垂が考えられる．両側性であれば斧状顔貌や筋病性顔貌，重症筋無力症が，一側性であれば動眼神経麻痺やHorner（ホルネル）症候群が疑われる．高齢者であれば「生理的眼瞼下垂」で，病的意義がないこともある．

眼球位置

眼球の位置が正中にあるかどうかを診て，片眼が外側偏位ならば内転障害（動眼神経麻痺），内側偏位ならば外転神経麻痺を考える．眼位の異常があるのに，複視の訴えがなければ斜視の可能性が高い．

典型的な「動眼神経麻痺」（図11）では病側の眼瞼下垂，眼球の外転位，眼球運動障害，瞳孔散大がみられる．

眼瞼下垂と縮瞳があれば，Horner症候群を疑う．

顔面の不随意運動からわかること

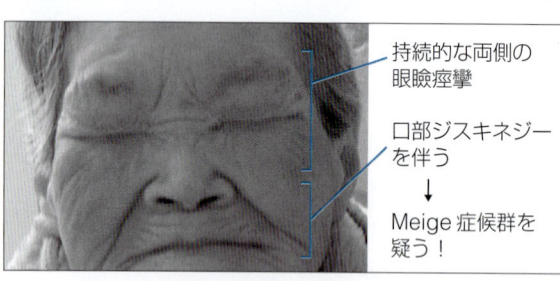

図 12　Meige 症候群（70代, 女性. Parkinson 症候群）
- 持続的な両側の眼瞼痙攣
- 口部ジスキネジーを伴う
→ Meige 症候群を疑う！

顔面の不随意運動として多いのは一側顔面筋の痙攣で，「片側顔面痙攣（hemifacial spasm）」といわれる．眼輪筋の不随意な攣縮は「眼瞼痙攣（blepharospasm）」といわれる．両側同期性に強制的な閉眼がみられ，開眼困難となる持続的な眼瞼痙攣は「Meige（メージュ）症候群」（図12）とも呼ばれる．Meige症候群は眼輪筋のジストニーであり，患者は診察中，終始強く閉眼している．開眼しようと前頭筋を収縮させて額に皺を寄せたり，手で開眼しようとする動作がみられる．このような動作がみられ，開眼に努力と時間を要する場合には「開眼失行」（図13）も疑われる．片側顔面痙攣や眼瞼痙攣は，診察中に容易に観察できることもあるが，短時間しか出現しなかったり，診察中に出現しないこともある．また患者自身が自覚していないこともあるので，患者が診察室に入ってきた瞬間から最後に出て行くまで注意深く観察することが重要である．

不随意に舌や口がもぐもぐ動く「口部ジスキネジー(oral dyskinesia)」は「ウサギの口症候群(rabbit syndrome)」ともいわれる．高齢者や，抗精神病薬の副作用でしばしばみらるが，歯がないために起こるもの，原因不明のものもある．口部ジスキネジーを指摘すると気づいていなかったり，「入れ歯のせいです」と言う患者や家族が多いが，薬剤性を疑うことは患者のQOLの面からも重要である．

　顔面筋に線維束性収縮がみられることもある．口周囲，頬部にみられることが多く，顔面筋萎縮と筋力低下，舌の線維束性収縮を伴っていることが多い．「球脊髄性筋萎縮症」や「筋萎縮性側索硬化症」で観察される(図14)．

　「ダウン症候群」(図15)は特徴的な顔貌(顔が丸くて平坦，目がつり上がって二重，目と目の間が広い，鼻が広くて鼻根部が低い，頸が短く翼状，など)を呈するので，街中などでも一見してわかる場合が多い．

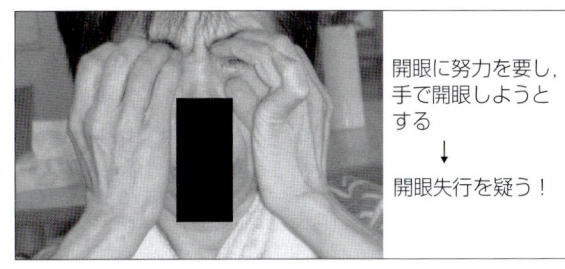

図13　開眼失行(50代，女性．Parkinson症候群)

開眼に努力を要し，手で開眼しようとする
↓
開眼失行を疑う！

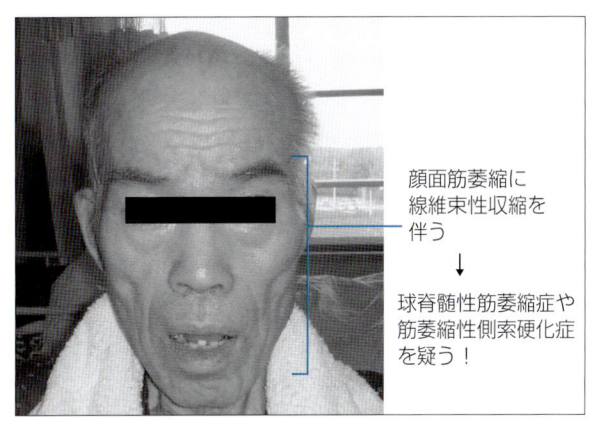

図14　顔面筋の萎縮と筋力低下(60代，男性．筋萎縮性側索硬化症)

顔面筋萎縮に線維束性収縮を伴う
↓
球脊髄性筋萎縮症や筋萎縮性側索硬化症を疑う！

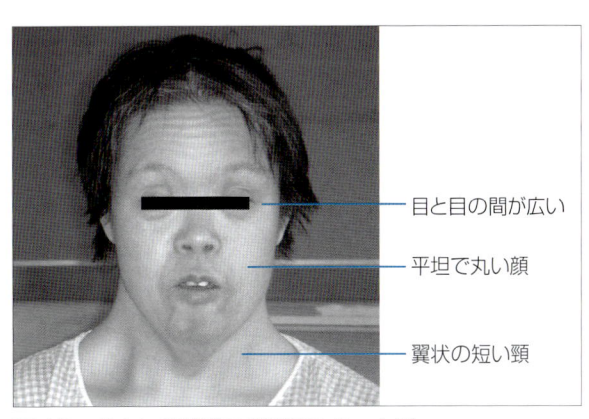

図15　ダウン症候群の顔貌(30代，女性)

- 目と目の間が広い
- 平坦で丸い顔
- 翼状の短い頸

2 患者が診察室に入ってきた、その瞬間をとらえる

まとめ

　先日，原因不明の高クレアチンキナーゼ血症で，30代の女性が内科から神経内科に紹介されてきた．紹介状に目を通した段階では高クレアチンキナーゼ血症を呈するさまざまな鑑別診断を思い浮かべたが，診察室に入り，患者の顔を見た瞬間，筋強直性ジストロフィに九分九厘間違いないと思われた．「自覚症状は何もない，家族にも神経疾患はない」と患者は言っていたが，たまたま母親と一緒に来ていたので，途中で母親にも診察室に入ってもらった．母親も全く同様の顔貌であったが，筋強直性ジストロフィの自覚症状も治療歴もなかった．私はこの症例以外にも，入院患者の面会者や，糖尿病で内科通院中の患者の斧状顔貌から筋強直性ジストロフィを疑い，話しかけたことがあるが，いずれも自覚症状や治療歴はなかった．「神経内科を受診してください」と言っておいたが，その後，私の外来には来なかった．筋強直性ジストロフィ患者は症状が軽い場合もあるが，病識がないのも特徴であり，治療を受けていないことが多い．また，合併症である糖尿病，心筋の刺激伝導障害，白内障のみで神経内科以外に通院している症例がかなりあり，通院先の医師も気づいていないことが多い．斧状顔貌は特徴的であるので，糖尿病，心筋の刺激伝導障害や白内障の患者，原因不明の高クレアチンキナーゼ血症の患者で斧状顔貌があれば，自覚症状がなくても神経内科に紹介していただきたい．

　死前期の患者の顔貌は「ヒポクラテス顔貌」と呼ばれ，眼光は鈍く，頬は陥凹し，鼻が尖ってくる．今回は述べなかったが，「破傷風顔貌」，「肝性顔貌」，「腹性顔貌」，「僧帽弁顔貌」など疾患名を冠した顔貌も多く，古くからいかに顔貌の観察が注目されたかを物語っている．口頭指示によって開閉眼や口角の運動を命じた時の随意的な顔面の動きと，問診中にみられる笑顔などの不随意な顔面の動きに乖離があることもあり，表情の観察は神経学的にも非常に興味を引かれ，奥が深い．「表情が変だ」ということは一般の人でも気づくものである．表情を読むことに非常に長けている一般の人もいれば，患者の表情が読み取れない医師もいる．

　しかしながら，「表情がおかしい」，「顔貌がおかしい」ことから，「神経疾患かもしれない」，「精神疾患かもしれない」と認識することは医師にとって重要である．

　表情の異常は患者が診察室に入ってきた一瞬で判別することも可能であり，患者が無意識の状態で観察することが重要である．患者が診察室に入ってくる時にコンピュータ画面やカルテに向かっていて，貴重な表情を見落とさないようにしていただきたい．

2 患者が診察室に入ってきた，その瞬間をとらえる
❸ 歩行からわかること

問題 1

患者：30歳，女性．
既往歴：特記事項なし．
現病歴：1年前に物が二重に見えたことがあったが，約2週間で自然に軽快した．半年前に右上下肢のしびれ感が約1カ月間持続したが，次第に改善した．1週間前より歩行障害，上腹部から両下肢にかけてのしびれ感が出現したため受診した．
神経学的所見：意識は清明で，構音障害はなく，脳神経に明らかな異常は認められなかった．両上肢の筋力は正常であったが，両下肢に軽度の筋力低下が認められ，軽度の痙性歩行だった．第8胸髄レベル以下の感覚が軽度に低下していた．両上肢の腱反射は正常であったが，両下肢は亢進し，両側のBabinski徴候が陽性であった．一般内科所見に異常はなかった．
検査所見：初診時の頭部MRI像（図1），胸椎MRI像（図2）を示す．

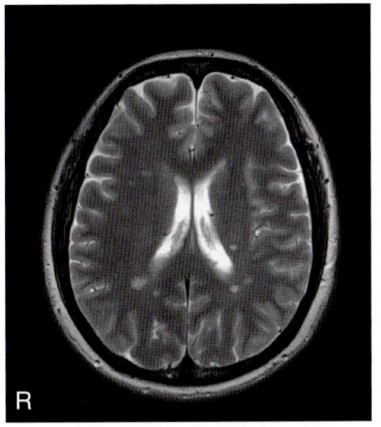

図1 頭部MRI T2強調像（水平断）
R：右側

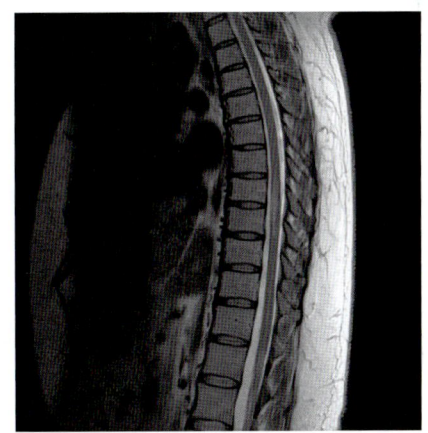

図2 胸椎MRI T2強調像（矢状断）

1) 診断は何か？

Ⓐ 多発性脳梗塞　Ⓑ 動静脈奇形　Ⓒ 転移性脳腫瘍　Ⓓ 多発性硬化症　Ⓔ 悪性リンパ腫

2) 本疾患について正しいものはどれか？

Ⓐ 50歳以前に初発することは稀である
Ⓑ 血管障害が原因である
Ⓒ 有効な治療薬や再発予防薬はない
Ⓓ 脳脊髄液検査でのオリゴクローナルIgGバンドや，ミエリン塩基性蛋白陽性は本疾患に特異的である
Ⓔ わが国では初発症状は視力障害が多い

答え 1-1 **D** 多発性硬化症

答え 1-2 **E** わが国では初発症状は視力障害が多い

【解説】

　多発性硬化症（multiple sclerosis：MS）は脳，脊髄，視神経などの中枢神経系に多巣性に脱髄病変を生じ，多彩な神経症状が寛解と再燃を繰り返す疾患である．中枢病変は時間的・空間的に多発することが特徴で，病因の詳細は不明であるが，血管障害ではない．過労が発症の誘因となることが比較的多く，初発時の前駆症状として発熱，頭痛，感冒様症状がみられることもある．初発症状は複視，視力障害，しびれ感，運動麻痺，歩行障害，排尿困難，感覚障害，言語障害，性機能障害など多彩である．患者の7割は女性で，わが国には1万2,000人程度の患者がいると推定されている．20～40代に発症する例が多く，高齢者に初発することは稀である．

　多発性硬化症のMRI所見では大脳，脳幹，脊髄，視神経などに多巣性に散在性病変がみられる．通常は臨床症候に対応する病巣が認められるが，無症候性病変がみられることや，責任病巣を同定できないこともある．造影MRIでは活動性病変が造影される．本症例の図1では両側側脳室周囲の深部白質に斑状，卵円状の高信号が多発性にみられ，「plaque（硬化巣）」を呈している．図2の胸椎MRI像では第7,8胸椎レベルの髄内に高信号病変がみられる（図3）．脳脊髄液検査ではオリゴクローナルIgGバンドや，ミエリン塩基性蛋白が陽性となる例が多いが，本疾患に特異的ではない．診断は臨床経過，臨床所見，検査所見，画像所見を検討し，他の疾患を十分に鑑別することが重要である．急性期治療としては副腎皮質ステロイド薬が使われることが多く，急性増悪期間を短縮し，後遺症を軽減して回復の程度を高める効果がある．インターフェロンβは本症の再発を有意に抑制し，障害度を軽減することが示されており，再発予防薬として認可されている．

　視神経脊髄炎（neuromyelitis optica：NMO）はわが国に多く，かつて多発性硬化症の亜型（視神経脊髄型）と考えられていたが，抗アクアポリン4抗体の特異度が高く，多発性硬化症とは異なる特徴が多いことから，現在では別疾患として扱われている．多発性硬化症と同様に女性に多いが，発症年齢がやや高く，脳脊髄液検査では細胞と蛋白の増加が比較的高度であるが，オリゴクローナルIgGバンドの陽性率は低い．

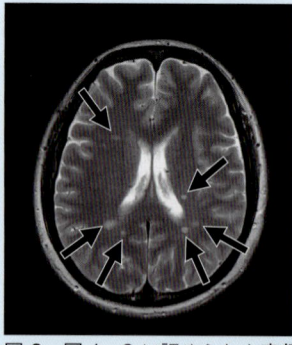

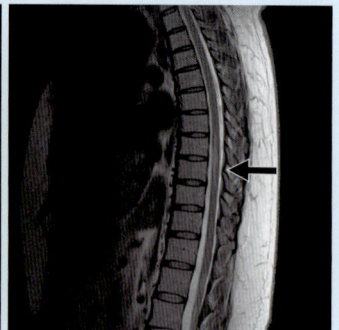

図3　図1,2に認められた高信号病変（矢印）

文献
1) 糸山泰人：多発性硬化症．神経症候群Ⅱ，領域別症候群シリーズ27．日本臨牀別冊, pp417-422, 1999.
2) 日本神経学会・日本神経免疫学会・日本神経治療学会（監修），「多発性硬化症治療ガイドライン」作成委員会（編）：多発性硬化症治療ガイドライン2010．医学書院, 2010.

問題 2

患者：56歳，女性．
既往歴・家族歴：特記事項なし．
現病歴：2年ほど前から歩行時のふらつきを自覚していた．次第にしゃべりにくさが出現し，周囲から「酔っぱらったような話し方」といわれるようになった．歩行障害が悪化してきたため受診した．
神経学的所見：意識は清明で，認知機能障害は認めなかったが，失調性の構音障害がみられた．眼球運動に制限はなかったが，水平性注視方向性眼振がみられた．筋力低下や感覚障害は認めなかった．腱反射は正常で病的反射はなく，筋緊張は全体に低下していた．体幹と下肢優位の四肢失調が認められたが，左右差はなかった．両上肢に軽度の姿勢時振戦を認めた．歩行は開脚位で失調性であった．
検査所見：頭部MRI T2強調像（図1a，b）を示す．

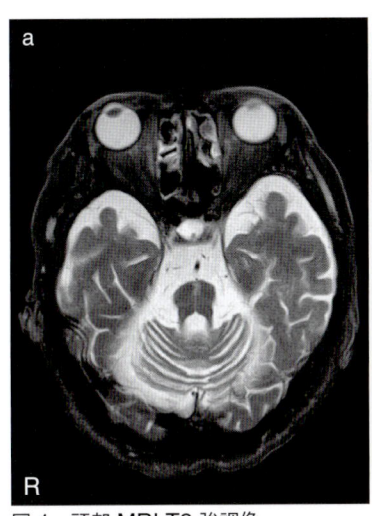

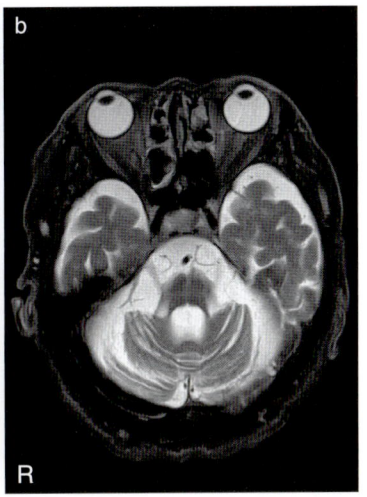

図1　頭部MRI T2強調像
R：右側

1) 臨床所見と画像所見から，現時点で最も考えられる疾患は何か？

A 進行性核上性麻痺
B オリーブ橋小脳萎縮症
C 正常圧水頭症
D 椎骨脳底動脈循環不全症
E 大脳皮質基底核変性症

答え 2-1　B　オリーブ橋小脳萎縮症

【解説】

　オリーブ橋小脳萎縮症(olivopontocerebellar atrophy：OPCA)は脊髄小脳変性症の代表的疾患の一つである．初発症状としては歩行障害が最多で，次いで構音障害が多い．運動失調は下肢に強く，次第に体幹，上肢に拡大するが，左右差は目立たないことが多い．眼振は約50％，振戦は約20％の例でみられる．筋緊張は発病初期には小脳症候として低下しているが，経過とともに亢進してくる．運動失調のみを呈する病初期には独立歩行が可能であるが，発症後2～5年で筋強剛や動作緩慢などのパーキンソニズムが加わり，転倒傾向が強くなる．起立性低血圧，便秘，排尿障害などの自律神経症候は発症後1～4年で出現する例が多い．発症初期には他の脊髄小脳変性症，特に晩発性小脳皮質萎縮症や歯状核赤核淡蒼球ルイ体萎縮症との鑑別に注意が必要である．またアルコール中毒，フェニトイン中毒，甲状腺機能低下症などによる症候性小脳萎縮症との鑑別も重要である．

　特徴的な頭部MRI所見としては，図2に示したような橋の十字架徴候(クロスサインまたはhot cross bun signとも呼ばれる)が認められる．小脳半球・虫部の萎縮，橋底部の萎縮，第4脳室の拡大もみられ，脳血流シンチグラフィでは小脳の血流低下がみられる．

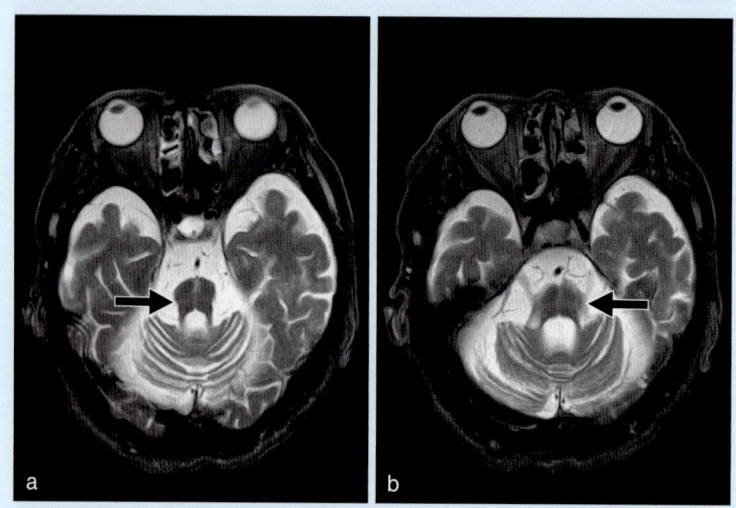

図2　頭部MRI T2強調像にて認められたhot cross bun sign(矢印)

(次ページ，関連問題へ続く)

問題 3

患者：52歳，男性．
既往歴・家族歴：特記事項なし．
現病歴：1年ほど前から歩行時に足が出にくいことを自覚した．次第に歩行困難が進行し，立ちくらみや，排尿困難も自覚するようになった．両上肢の使いにくさも出現してきたため受診した．
神経学的所見：意識は清明で，認知機能障害は明らかでなかった．小声で軽度の構音障害を認めた．対光反射は正常で，眼球運動に制限はなく眼振は認めなかった．筋力低下や感覚障害は認めなかった．腱反射は正常で病的反射はなかった．体幹と四肢に中等度の筋強剛を認め，やや左に強かった．静止時振戦や不随意運動はみられなかった．歩行は小刻みで，すくみ足と姿勢反射障害がみられた．
検査所見：頭部 MRI T2 強調像（図 1 a，b）を示す．

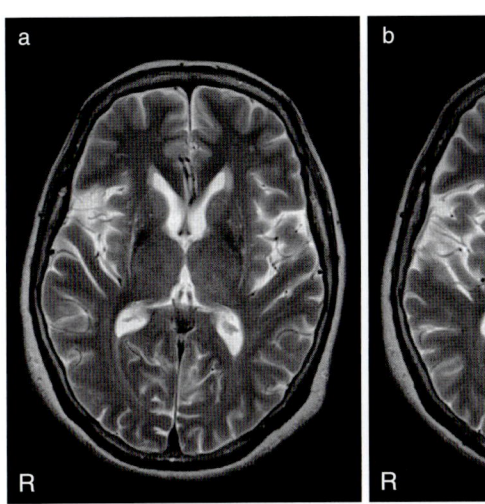

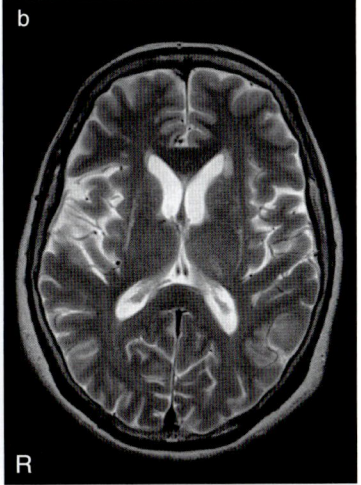

図 1　頭部 MRI T2 強調像
R：右側

1）臨床所見と画像所見から，現時点で最も考えられる疾患は何か？

A 線条体黒質変性症
B Wilson 病
C 前頭側頭葉変性症
D 脳血管性 Parkinson 症候群
E Parkinson 病

答え 3-1 A　線条体黒質変性症

【解説】

　線条体黒質変性症（striatonigral degeneration：SND）の初発症状はパーキンソニズムが多く，初期には Parkinson 病との鑑別がしばしば困難である．初期から筋強剛が強く，症状は両側性にみられる傾向があり，静止時振戦が目立たないことが Parkinson 病との鑑別に有用である．動作緩慢，無動や姿勢反射障害も Parkinson 病よりも早期から目立つ傾向がある．排尿障害，起立性低血圧などの自律神経障害も比較的早期から現れる．腱反射亢進などの錐体路徴候や小脳性運動失調がみられることもある．声門開大障害によるいびき，睡眠時無呼吸もみられ，突然死に注意が必要である．鑑別すべき疾患としては薬剤性 Parkinson 症候群，脳血管性 Parkinson 症候群，進行性核上性麻痺，大脳皮質基底核変性症，正常圧水頭症なども挙げられる．

　特徴的な頭部 MRI 所見としては，図 2 に示したような被殻外縁のスリット状高信号域が T2 強調像や FLAIR 像で認められる（スリットサインまたは hyperintense putaminal rim sign と呼ばれる）．この所見は病理学的には被殻の変性と萎縮を反映しており，Parkinson 病との鑑別に有用である．心筋・交感神経シンチグラフィも Parkinson 病との鑑別に有用で，本症では心筋集積は低下しない．

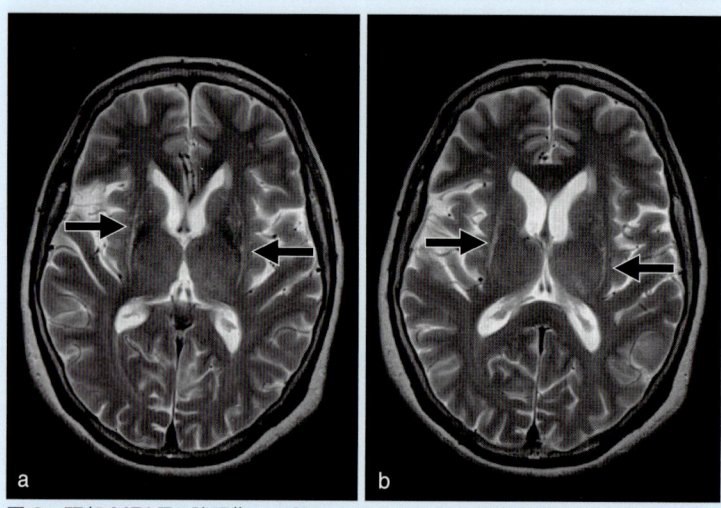

図 2　頭部 MRI T2 強調像にて認められたスリット状高信号域（矢印）

問題 4

1）オリーブ橋小脳萎縮症と線条体黒質変性症について，正しいものはどれか？

- **A** 臨床的には類似するが病理学的には異なる疾患である
- **B** 遺伝子変異による遺伝性疾患である
- **C** 進行はきわめて緩徐で，生命予後は良好である
- **D** パーキンソニズムに対してはレボドパ製剤が著効する
- **E** 難治性疾患克服研究事業の対象疾患に指定されている

答え 4-1 : E 難治性疾患克服研究事業の対象疾患に指定されている

【解説】

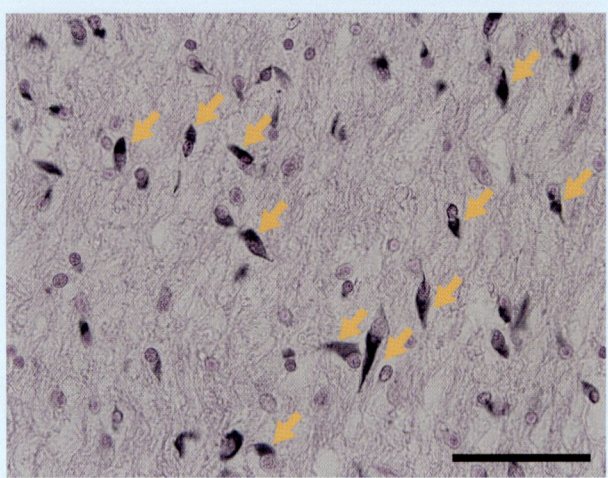

図1 オリゴデンドログリアの胞体内にみられる烏帽子様を呈する多数の嗜銀性封入対(矢印)
被殻の Gallyas-Braak 銀染色像，スケールバーは 50μm

　オリーブ橋小脳萎縮症と線条体黒質変性症，Shy-Drager(シャイ・ドレージャー)症候群の 3 神経変性疾患は，多系統萎縮症(multiple system atrophy：MSA)として病理学的観点から一つの疾患単位と考えられている．いずれも橋核・小脳を中心とする小脳求心系，線条体・黒質を中心とする錐体外路系，脊髄中間質外側核を中心とする自律神経系に，程度の差はあるものの，萎縮，変性を呈する．また，共通してオリゴデンドログリアの胞体内に特徴的な烏帽子様の嗜銀性封入体(glial cytoplasmic inclusion：GCI)が形成され，この封入体は抗 α-シヌクレイン抗体陽性を示す(図1)．パーキンソニズムを主体とする線条体黒質変性症は，Parkinson 症状優位型多系統萎縮症(MSA-P)，小脳症状が主体のオリーブ橋小脳萎縮症は小脳失調型多系統萎縮症(MSA-C)と呼ばれるようになりつつある．
　多系統萎縮症の平均初発年齢は 50 歳前後で，Parkinson 病よりも約 10 年若い．家族性，遺伝性はなく，性差もない．根本的な治療法はなく，パーキンソニズムに対してレボドパなどの各種抗 Parkinson 病薬が投与されるが一時的な効果しか示さない．レボドパに対する反応が不良である点は Parkinson 病との鑑別に有用である．自律神経障害については，排尿障害に対してコリン作動薬が，起立性低血圧に対しては交感神経作動薬，ドロキシドパなどの薬物療法が行われる．小脳性運動失調にはサイロトロピン放出ホルモン(thyrotropin-releasing hormone：TRH)がある程度有効である．リハビリテーション，生活指導に加え，難治性疾患克服研究事業の認定(いわゆる難病認定)や身体障害者認定などの社会医療補助制度の取得指導，介護保険の申請などの社会的サポートが重要である．平均すると発症から約 5 年で自立歩行困難となり，臥床状態となると尿路感染症，肺炎，褥瘡などを併発し，生命予後はおよそ 7〜10 年と不良である．

文献
1) 北 耕平：オリーブ橋小脳萎縮症：神経症候群Ⅱ：領域別症候群シリーズ 27. 日本臨牀別冊, pp251-253, 1999.
2) 小山主夫, 他：線条体黒質変性症：神経症候群Ⅱ：領域別症候群シリーズ 27. 日本臨牀別冊, pp49-51, 1999.
3) 新井公人：多系統萎縮症の新しい診断基準. 神経内科 **73**：327-334, 2010.

問題 5

患者：76歳，男性．
既往症：特記事項なし．
現病歴：1年ほど前から物忘れが目立つようになった．半年前から歩行が小刻みになり，動作が次第に緩慢となってきた．1カ月前から「虫が壁を這っている」，「台所で小さな子が遊んでいる」などの幻視が出現したため，家族に連れられて来院した．
神経学的所見：意識は清明で，脳神経に明らかな異常はなく，眼球運動障害は認めなかった．失語は明らかでないが，小声で単調な話し方であった．表情は乏しく，仮面様の顔貌であった．腱反射は正常で病的反射はなかった．四肢，体幹に筋強剛を認めたが，左右差や振戦はなかった．歩行姿勢は前傾で（図1），すくみ足，姿勢反射障害がみられた．
検査所見：頭部MRIでは年齢相応の脳萎縮を認めた．脳血流シンチグラフィ（図2），DATスキャン（図3）を示す．改訂長谷川式簡易知能評価スケール（Hasegawa's Dementia Scale for Revised：HDS-R）は18/30点，ミニメンタルステート検査（Mini Mental State Examination：MMSE）は19/30点で，見当識の障害や記銘力の低下を認めた．

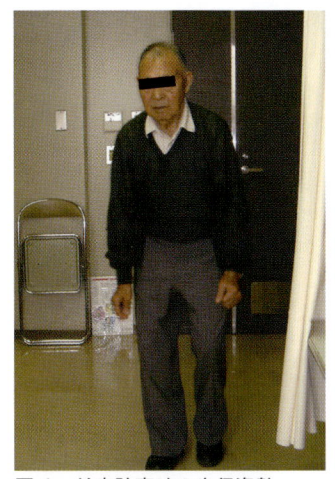

図1　外来診察時の歩行姿勢

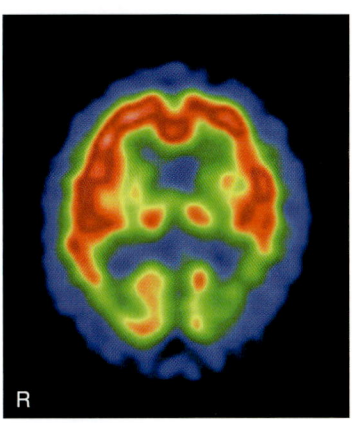

図2　脳血流シンチグラフィ
IMP-SPECT，基底核レベルの水平断，R：右側

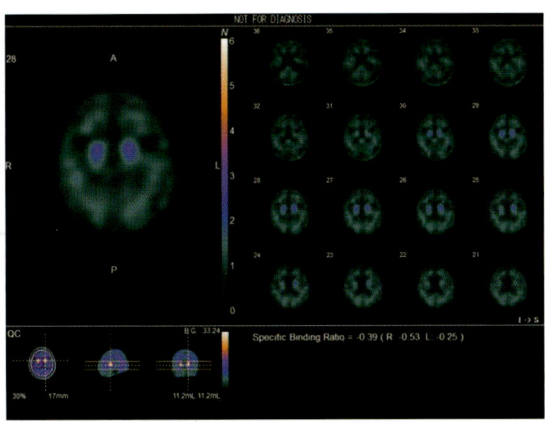

図3　123I-イオフルパンを用いたDATスキャン

1) 臨床所見と画像所見から現時点で最も考えられる疾患は何か？

- **A** Alzheimer型認知症
- **B** 多系統萎縮症
- **C** 進行性核上性麻痺
- **D** Lewy小体型認知症
- **E** Pick（ピック）病

答え 5-1 D　Lewy 小体型認知症

【解説】

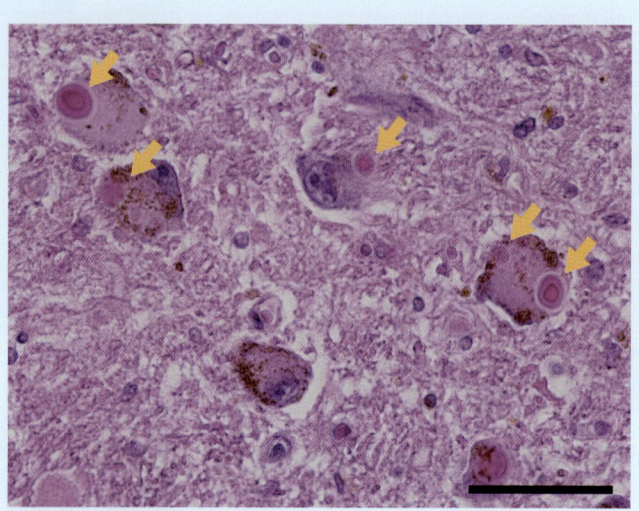

図4　DLB 患者の神経細胞の胞体内にみられた好酸性の Lewy 小体（矢印）
青斑核のヘマトキシリン・エオジン染色像，スケールバーは 50 μm

　Lewy 小体型認知症（dementia with Lewy bodies：DLB）は初老〜老年期に発病し，進行性の認知機能障害とパーキンソニズムを主症状とする．神経変性症性の認知症疾患のなかでは Alzheimer 型認知症に次いで頻度が高い．認知症で発症し，経過とともに筋強剛，無動を主体とする Parkinson 症状が加わる症例が多いが，Parkinson 症状が目立たない症例や，Parkinson 症状で発症し，後に認知機能障害を呈する症例もある．典型例では病初期からしばしば幻覚や妄想を伴い，明瞭で具体性を帯びた幻視（子ども，虫，動物など）を認めることが特徴である．配偶者に向かって「この人は夫の顔をした他人です」と言うような「妄想性人物誤認症候群〔Capgras（カプグラ）症候群〕」も認められる．認知機能は時間によって，または日によって変動し，せん妄を示すことも少なくない．失神や一過性の意識障害などの自律神経障害が目立つ症例もある．

　臨床診断は神経学的所見や画像所見を注意深く観察すれば可能であるが，確定診断には剖検による病理検索が必要である．病理学的には脳幹諸核に加えて大脳新皮質や辺縁系に Lewy 小体を広範に認める（図4）．頭部 CT や MRI では Alzheimer 型認知症ほど脳萎縮は高度でなく，海馬の萎縮や側脳室下角の拡大が目立たない症例も多い．脳血流シンチグラフィでは後頭葉の血流低下がみられる症例が多い（図2）．ドパミントランスポーターの分布を反映する DAT スキャンでは，正常者は両側線条体に集積を認めるが（図5），本症では取り込み低下を示す（図3）．Parkinson 病と同様に，MIBG 心筋・交感神経シンチグラフィにおける心筋への集積低下も診断に有用である．Alzheimer 型認知症が鑑別診断として重要であるが，進行性核上性麻痺，多系統萎縮症，大脳皮質基底核変性症，Pick 病，正常圧水頭症，脳血管性認知症との鑑別もしばしば問題となる．Alzheimer 型認知症では運動障害，パーキンソニズムを認めることは稀で，進行性核上性麻痺では垂直性眼球運動障害がみられることが鑑別の参考となる．多系統萎縮症では高度の認知機能障害は稀である．大脳皮質基底核変性症，Pick 病，正常圧水頭症，脳血管性認知症との鑑別は MRI 所見が参考となる．

　治療はレボドパなどの抗 Parkinson 病薬が試みられ，パーキンソニズムに対して効果は得られるが，精神症状が悪化する場合もある．精神症状に対しては非定型抗精神病薬が選択されるが，しばし

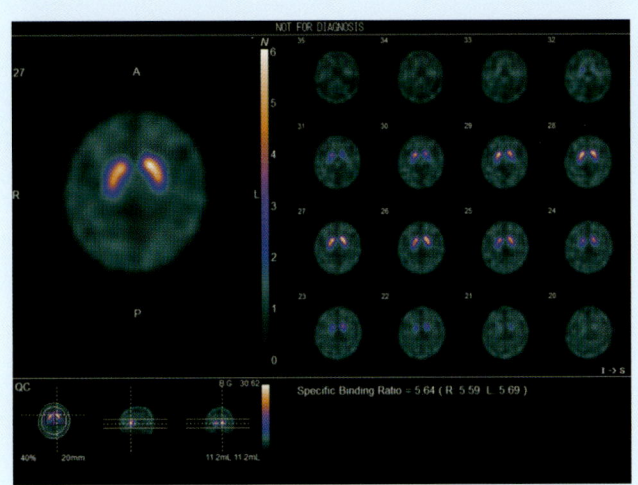

図5 正常なDATスキャン像
両側線条体にコンマ型の集積がみられる．

ば過敏に反応し，副作用のため中止せざるをえない症例も多い．最近，大脳皮質における choline acetyl-transferase 活性の低下に関連して，コリンエステラーゼ阻害薬である塩酸ドネペジルが治療薬として認可された．

文献

1) McKeith IG, et al: Diagnosis and management of dementia with Lewy bodies: third report of the DLB Consortium. Neurology **65**:1863–1872, 2005.
2) 日本神経学会(監修)，「認知症疾患治療ガイドライン」作成合同委員会(編)：認知症疾患治療ガイドライン 2010. 医学書院, 2010.

2 患者が診察室に入ってきた，その瞬間をとらえる

3 歩行からわかること

　本節では，患者が診察室に入ってきた際の歩行について，観察のポイントを述べてみたい．
　歩行障害を訴えて神経内科を受診する患者は多く，「ふらつく」，「歩きにくい」と問診表に記載されていることが多いが，「よく転ぶ」という訴えもしばしばみられる．歩行障害を「めまいがする」とか「足がしびれる」と訴える患者も意外と多く，ふらつきを周囲が感じていても本人が気にしていない場合など，歩行障害が問診表に挙がってこない場合もある．したがって，歩行障害の訴えがない場合でも，入室時の歩行状態を観察することは神経学的診療においてきわめて重要である．歩行の異常は，パターン認識でもあり，入室時の歩行を見て「○○歩行だ！」と直感を働かせることができれば，鑑別診断やその後の診察がスムーズになる．

入室時のチェックポイント

歩けるかどうか

　実際に診察室に入ってくる瞬間を見ると，どのような歩行障害か一目瞭然である場合も多いが，他覚的にはっきりせず本人のみが歩行障害を自覚している場合も多い．自力では歩けない，他人の介助を必要とする，一側に傾いて歩く，肢位の異常があるなど，歩行に異常があるかどうかを，すべての患者において無意識に観察できるようにすることが重要である．筆者は，初診患者に限らず再診患者でも，歩ける患者はなるべく歩いて入室していただくことにしている．

歩行の観察点

　自然な状態での歩行を観察することが重要なので，まず診察室に入ってくる患者の状態をよく観察していただきたい．観察すべき点は，姿勢が安定しているか，介助が必要か，どちらの方向に倒れやすいか，杖を使用しているか(使用していれば，どちらの手に持っているか)，両脚の幅はどうか，足の上げ方はどうか，歩幅はどうか(小刻み歩行はないか)，腰を振っていないか，手の振り方はどうか，すくみ足はないか，スピードはどうかなど多岐にわたる．
　以下に各種歩行の要点を記載するが，特有な異常歩行を観察できれば，それだけでだいたいの鑑別疾患の見当をつけることも可能である．

2 足の運び方からわかること

Parkinson 歩行

歩行の異常で神経内科の立場から最も強調したいのは，「Parkinson 歩行（Parkinsonian gait）」（図1）である．歩幅の狭い「小刻み歩行（marche à petits pas）」はよちよち歩きともいわれ，「前傾姿勢」と合わせてパーキンソニズムの特徴である．

Parkinson 病でみられる前傾姿勢については本章の「1．姿勢からわかること」（☞17ページ）でも記載したが，頭部と体幹を前方に曲げ，両腕を肘で軽度屈曲し，両膝も軽度曲げて，身をかがめるようにした独特な姿勢で「Parkinson 姿勢」とも呼ばれる．Parkinson 姿勢は，歩行時により強調される傾向があるので，入室時には特に注意して観察していただきたい．歩行時の手の振りは少なく，足は床からあまり上げずにすり足で歩く．歩行開始時に第一歩目を踏み出すのが困難で，一瞬から数秒間，足がすくんで地面に張りついたように動けない「すくみ足（frozen gait）」や，始めは小刻みでゆっくりとしたちょこちょこ歩きであるが，次第に速くなり駆け足のようになる「加速歩行（festinating gait）」，または「前方突進現象」もしばしば伴う．

Parkinson 病ではこれらの症候に左右差があり，病側（筋強剛，振戦の強い側）に強くみられる．「足が前に出にくい」や「歩き出すと止まらなくなる」など，より具体的な主訴で受診してくる患者も多い．

左右差がはっきりしない場合やすくみ足が目立つ場合には，薬剤性 Parkinson 症候群，脳血管性 Parkinson 症候群，線条体黒質変性症（多系統萎縮症），進行性核上性麻痺，正常圧水頭症などのパーキンソニズムを呈する他の疾患を疑わなければならない．特に薬剤性

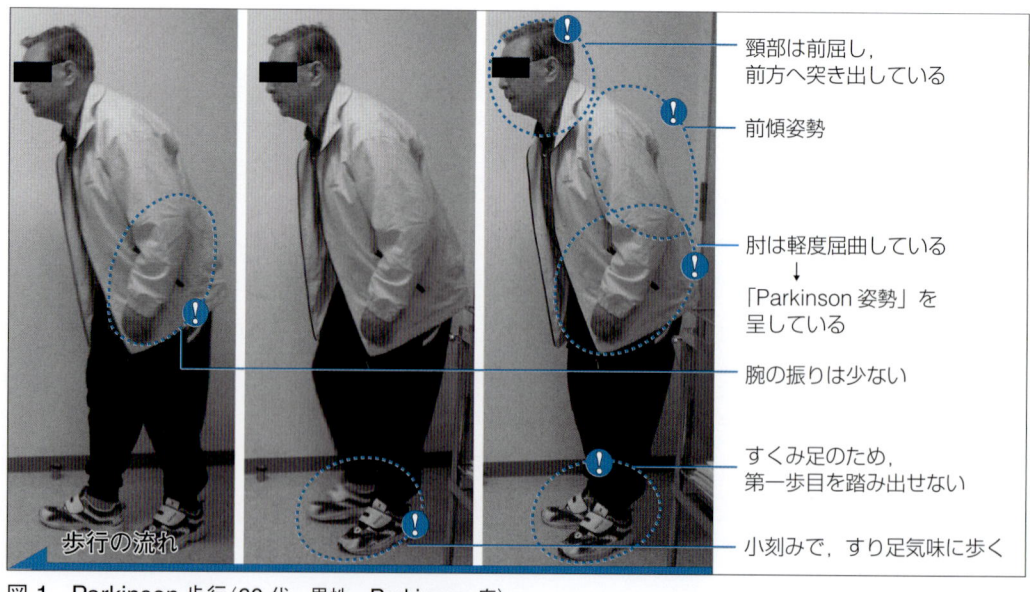

図1 Parkinson 歩行（60代，男性．Parkinson 病）

- 頸部は前屈し，前方へ突き出している
- 前傾姿勢
- 肘は軽度屈曲している
  → 「Parkinson 姿勢」を呈している
- 腕の振りは少ない
- すくみ足のため，第一歩目を踏み出せない
- 小刻みで，すり足気味に歩く

Parkinson症候群の鑑別は，治療面，QOLの面からも重要であるので，Parkinson歩行をみたら，すべての内服薬を確認していただきたい．また，薬剤性Parkinson症候群や進行性核上性麻痺，脳血管性Parkinson症候群の場合には，「よく転ぶ」という主訴で受診することが多い．脳血管性Parkinson症候群は大脳基底核領域の多発性脳梗塞に伴ってみられるので(図2)，後述の「痙性対麻痺歩行」の要素が加わっていたり，両足の間の幅が広い「開脚歩行」の傾向がある．

痙性片麻痺歩行

痙性片麻痺歩行(図3)は神経内科に限らず，院内でも町中でも日常よく見かける歩行である．脳血管障害の後遺症でみられることが多く，陳旧例では健側で杖を持っていたり，関節拘縮を伴っていたり，麻痺側下肢に装具をつけていることも多い．

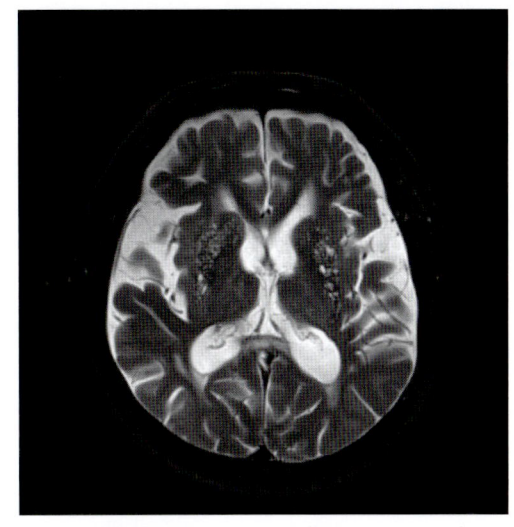

図2 両側基底核の多発性脳梗塞により脳血管性Parkinson症候群を呈した患者の頭部MRI T2強調像(70代，男性)

麻痺側の上肢は内転屈曲し側胸部につき，下肢は伸展して尖足を示す「Wernicke-Mann肢位」(☞20ページ)を呈している．

健側下肢で体重を支えるため，歩行時には重心線を含めて身体は健側へ偏倚する．患側上肢の振りはほとんどなく，下肢全体が突っ張って硬く，棒のような印象を受ける．麻痺

上肘は内転屈曲している

下肘は伸展している
↓
Wernicke-Mann肢位を呈している

杖は健側で持つ

歩行時に身体は健側へ偏倚する

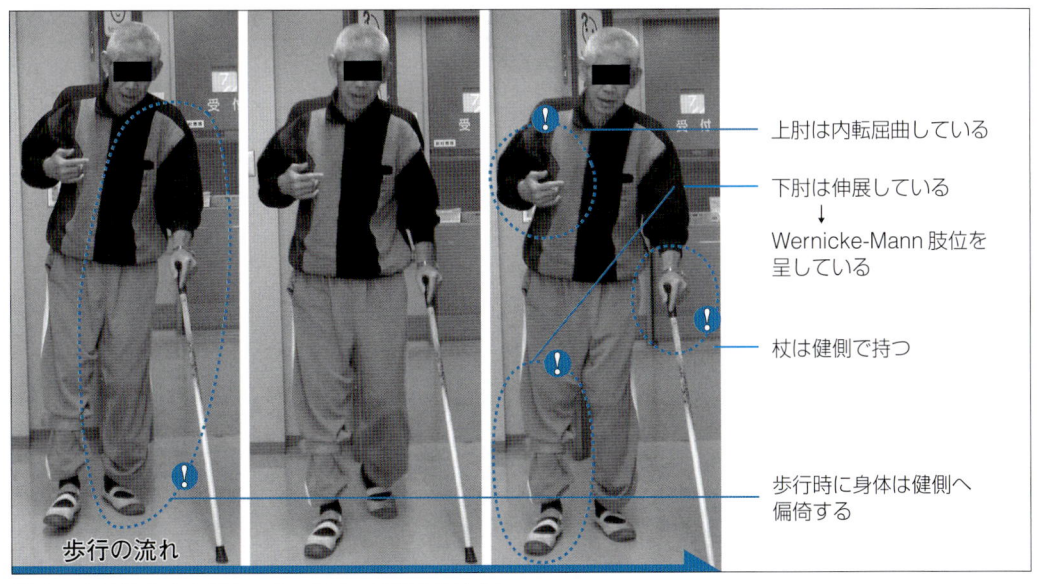

図3 痙性片麻痺歩行(70代，男性．脳梗塞後遺症)
右痙性片麻痺で，右下肢に短下肢装具を装着している．

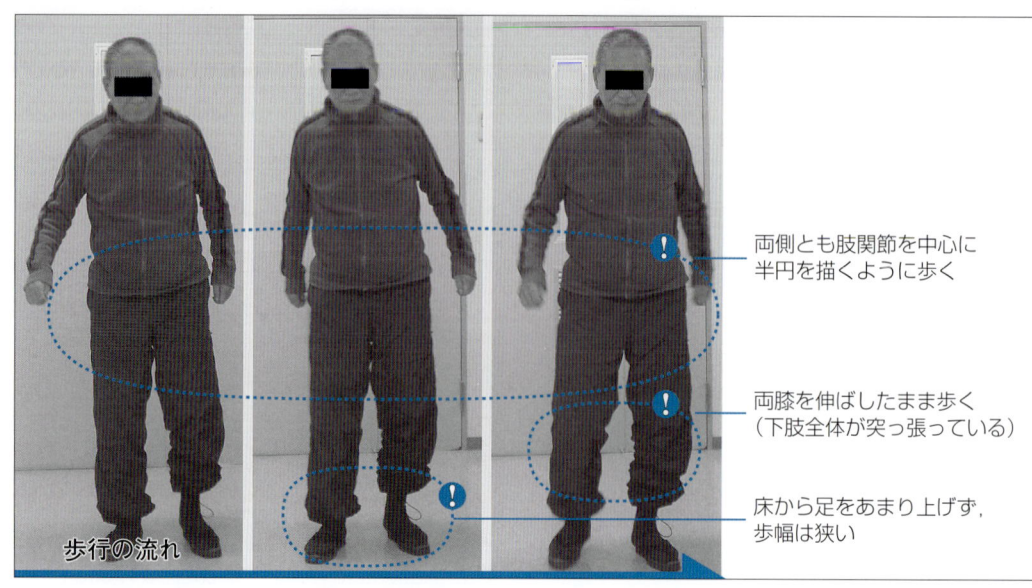

図4 痙性対麻痺歩行（60代，男性．多発性脳梗塞）

側の足を出す際に，股関節を中心に外側に半円を描くように振り出すので「円書き歩行」，「草刈り歩行」，「分回し歩行」などとも呼ばれ，麻痺側の爪先が地面をこすることもある．

痙性対麻痺歩行

多発性脳梗塞などで両側の痙性片麻痺がある場合や，脊髄病変によるミエロパチーがある場合には，痙性対麻痺歩行（図4）となる．両膝を伸ばしたまま床から足をあまり上げず，体幹の前後動揺が強く歩幅は狭い．両側の内反尖足を示し，爪先も伸展して，足趾と足の外縁で床をこすりながら歩くこともある．

多発性脳梗塞や多発性硬化症でみられる場合は左右差が強いこともあり，その場合，歩行時の重心線は麻痺の軽い側へ偏倚する．一方，家族性痙性対麻痺や脳性小児麻痺でみられる場合は，左右差があまり目立たないことが多い．

歩行時に前に出した足が後方の足の前で交差する場合は「はさみ歩行（scissors gait）」とも呼ばれる．痙直型脳性小児麻痺では，下肢内転筋群の緊張が強いため，著明なはさみ歩行がみられ，起立位でも両下肢が交差している．

鶏歩（鶏状歩行）

下垂足（垂れ足，drop foot）を呈する疾患では，「鶏歩（steppage gait）」を示す．鶏の歩行に似るのでこの名称があり，「鶏状歩行」とも呼ばれる．下垂足は，下肢遠位筋の弛緩性麻痺により足関節と足趾の背屈力が低下するために生じる．足先が下垂して爪先が上がらないために，その代償として大腿を高く上げ，爪先から投げ出すようにして歩き，着地では爪先から地面を叩き，ぱたんぱたんと歩く．一側性の下垂足は腓骨神経麻痺による場合が多く，一見してわかりやすいが，末梢神経障害などにより両側の下垂足がある場合は注意

しないと気づかない場合がある．

歩行失行

　運動失行の一種で，前頭葉の障害時にみられる．運動麻痺や失調がないのにうまく歩けない状態である．足を前に出そうとしても，足趾が地面をとらえるように屈曲してなかなか前に出ない．足を上げるのに時間がかかり，足が地面に根づいたような印象を受ける．歩幅も小さく，上肢を振らない緩徐な歩行であるのでParkinson歩行に似る場合もあるが，歩行のリズムも崩れている．

奇怪歩行

　舞踏病やアテトーゼなどの不随意運動があると，グロテスクな，表現しがたい奇妙な歩行となり，「奇怪歩行(grotesque gait)」と呼ばれる．脳性小児麻痺や脊髄小脳変性症の一部でみられ，症例によってさまざまな様相の歩行を呈する．

ヒステリー性歩行

　ヒステリー性神経症の転換型でも，左右へよろけたり，倒れそうになって近くの物につかまったり，大げさな身振りをして歩行障害を訴えることがある．前述のいずれの歩行にも合致しない奇異な歩行で，体を不規則に動揺させたり，歩行のリズムが不規則であったりするが，それに見合う客観的神経所見はみられない．ほとんどが若年女性であり，「全く歩けない」，「立てない」と訴えて，車いすで入室してくる場合も多い．

体幹の動きからわかること

失調歩行

　体幹失調による「失調歩行(ataxic gait)」(図5)は「ふらつき歩行」とも呼ばれる．身体が左右や片側によろけるように歩き，不安定な酔っぱらいのような歩行であるので「酩酊歩行(drunken gait)」または，「よろめき歩行」と呼ばれることもある．

　失調歩行の原因は小脳障害，深部感覚障害，前庭迷路障害があるが，立ち直り反射の障害のため転倒することが多く，小脳失調では病側に倒れる傾向がある．前庭性の運動失調であれば，回転性めまいを伴うことが多い．

　四肢の運動失調だけで体幹失調がないことは稀であるが，体幹失調があるのに四肢の運動失調が目立たない場合は多く，失調歩行を初診時に見落とさないことはその後の鑑別診断のために重要である．特に，「めまいがする」や「ふらつく」という主訴で受診する患者については，慎重に失調歩行の有無を観察する必要がある．

　上体でバランスをとるため，全身性の動揺が強く，上半身が不規則に動揺し，両上肢を身体から離してバランスをとろうとする．開脚姿勢で床を見つめながら歩く傾向があり，歩行のリズムは失われ，歩調も歩幅も不規則で一定しない．歩行時に両足が床についてい

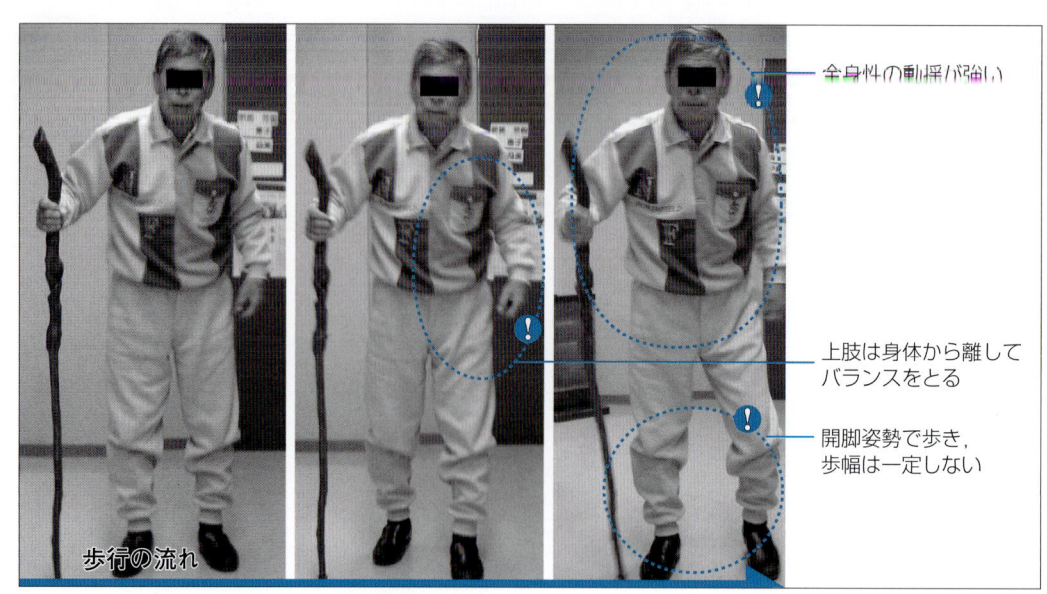

図5 失調歩行(70代,男性,脊髄小脳変性症)

- 全身性の動揺が強い
- 上肢は身体から離してバランスをとる
- 開脚姿勢で歩き,歩幅は一定しない
- 歩行の流れ

る時間が長く,上げた足をすぐに降ろす.一般に,歩行時には上半身が後方に残る傾向がある.

動揺歩行

進行性筋ジストロフィ,多発筋炎などで腰帯筋の筋力低下が強い場合には,腰と上半身を左右に振って歩くので,「動揺歩行(waddling gait)」と呼ばれる.アヒルの歩行に似た独特な歩行を呈するので「アヒル歩行」とも呼ばれ,両下肢の幅が広い開脚位を示す.腰椎の前彎が増強し腹部を突出させ,上半身を後方へ反らせた独特な体幹姿勢(☞ 22ページ,図9)で歩行するので,横から観察するとわかりやすい.

手(腕)の振り方からわかること

歩行時の手の振り方は,特にパーキンソニズム,運動麻痺性疾患,失調性疾患において慎重に観察する必要がある.

一側の手の振りが少ない時は錐体路障害による片麻痺,もしくは一側のパーキンソニズムが疑われる.麻痺やパーキンソニズムが軽い場合には左右差を観察するとわかりやすいが,病変が両側性の場合には症状も両側に観察されるので,左右差が目立たない場合には異常に気づきづらい.

小脳疾患による協調運動障害によっても左右差が生じ,手の振りはリズミカルではなくなる.小脳性失調歩行では,体のバランスを補正するために,あたかも健常者が細い丸木橋を渡る時のような手の振りを示す.

診察室

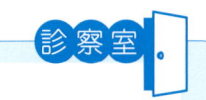

理想の診察室

　歩行の観察のためには十分に広い診察室が必要であるが，実際には診察室の入り口から患者用のいすまで1～2歩しかない診察室も多いのではないか．このような場合，歩行状態を観察するためには廊下や広い場所に移動しなければならないが，通常の外来診察では十分な時間が確保できないため，必要性を感じなければ省略することも多いと思われる．無意識での歩行状態と，「歩行状態の診察をします」と言って観察する歩行状態には乖離があることもあり，十分なスペースがない診察室では歩行の観察が不十分となるのは残念である．筆者の勤務する病院(小山田記念温泉病院)では内科系の診察室でも比較的広いスペースがあるが，神経内科の診察室はさらに広く，歩行状態を観察するのに十分なスペースがあり，神経内科の診察室としては理想的で幸いである．

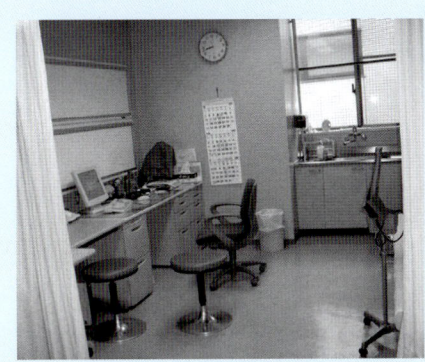

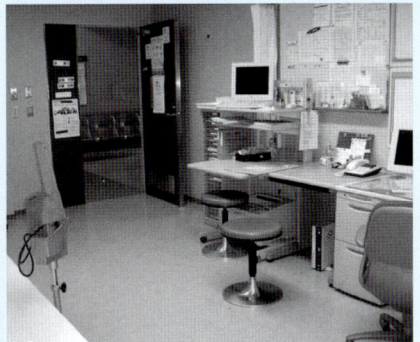

小山田記念温泉病院の神経内科診察室

階段の昇降からわかること

　階段の昇降も神経学的には重要であるが，診察室では観察できないので，階段昇降に障害があるかどうかは通常，問診で確認する．

　階段を昇るほうが困難な場合は，末梢神経障害による下垂足，筋疾患による下肢近位筋の筋力低下が考えられる．一方，階段を降りるほうが困難な場合は，錐体路障害による痙性麻痺，小脳失調，脊髄後索障害による失調などが疑われる．一般に，小脳失調では下肢に脱力はないので，神経学的診察で下肢の運動麻痺が明らかでないのに階段を降りるのが困難と訴える場合は小脳失調を疑う．

　階段昇降ができれば，下肢の運動障害はほとんどないと考えられるが，例外として，Parkinson病では，廊下は歩きにくいのに階段は普通に昇降できる場合がある．また，Parkinson病では，前述のように歩き始めに足がすくみ，歩行が困難となる傾向があるが，床に線を引いたり，床に杖を置いてこれをまたぐように指示すると，スムーズに歩き出すことができる．これを「矛盾運動(kinésie paradoxale)」と呼ぶ．

2 患者が診察室に入ってきた,その瞬間をとらえる

> **まとめ**
>
> 脊髄小脳変性症は歩行障害を呈する代表的な疾患である．初期には平地での歩行には障害がなく,「階段の下降にやや困難を感じる」と患者本人が自覚して受診する場合や,本人は気づかずに家族などが時々ふらついているのを目にしたために受診してくることもある．しかしながらこの時点では,神経学的診察でも異常を見いだせないこともある．
>
> 50代の女性患者が「階段でふらつく」という主訴で受診した．神経学的診察では失調,脳神経系を含めて異常はないと思われ,頭部CTでも小脳萎縮を含めて明らかな異常所見はなかったので,「特に異常ありませんから,心配ないと思います．運動不足かもしれませんから,適度に運動してみてください」と診察後に説明した．ところが,2年ぐらいしてから歩行障害が進行し,小脳萎縮も明らかとなり,他院で「脊髄小脳変性症」と診断され,たまたまリハビリ希望で筆者の外来を再診してきた．初診時のことを患者が特に気にしていなかったのは幸いだったが,失調の診断の難しさを痛感させられた．脊髄小脳変性症などの神経変性疾患では,初診時には正常と考えられても,何年か経過して症状が進行してから診断がつくことはありふれたことである．後から診察して診断した医師が鼻高々になるのはかまわないが,それ以前に診断できなかった医師を批判することは妥当ではない．
>
> 歩行の観察は運動麻痺,失調,パーキンソニズムなどを含めて,神経学的診察においてきわめて重要である．ただし,歩行の障害は神経系以外にも,関節や骨の異常によっても生じるので鑑別が重要である．患者が診察室に入ってくる時や出て行く際の貴重な瞬間に,カルテを記載していたりコンピュータに向かっていたために,歩行の異常を見落とすことがあってはならない．

2 患者が診察室に入ってきた，その瞬間をとらえる

4 話し方からわかること

問題 1

患者：62歳，男性．
既往歴・家族歴：特記事項なし．
現病歴：1年ほど前から左手指の使いにくさ，左上肢の脱力感を自覚していた．半年ほど前から右上肢にも力が入らなくなり，3カ月ほど前から言葉も話しにくくなってきた．次第に飲み込みにくさも出現してきたため受診した．
神経学的所見：初診時の舌（図1）と両手（図2）の所見を示す．

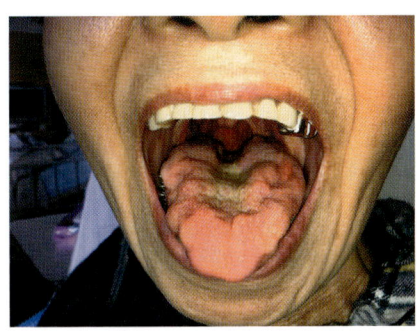

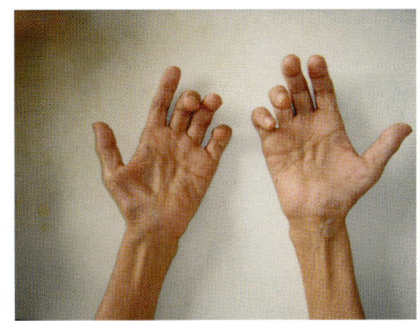

図1　舌の所見

図2　両手の所見

1）この画像解釈について正しいものはどれか？

- A 両手筋の萎縮がみられ，上位運動ニューロン徴候と考えられる
- B 舌筋の萎縮がみられ，球麻痺が疑われる
- C 加齢による舌萎縮は高齢者でしばしばみられる
- D 全身の廃用性筋萎縮と考えられる
- E 経口摂取不良による「やせ」と考えられる

2）診断は何か？

- A 筋萎縮性側索硬化症
- B 多発性脳梗塞
- C Guillain-Barré（ギラン・バレー）症候群
- D 多発筋炎
- E Charcot-Marie-Tooth 病

答え 1-1　B　舌筋の萎縮がみられ，球麻痺が疑われる

【解説】

　一般に四肢筋の萎縮がみられた場合には，下位運動ニューロン徴候と考えられる．上位運動ニューロンの障害では廃用性筋萎縮を除いて，筋の萎縮は起こらない．また加齢や栄養不良によるやせ，廃用性筋萎縮で舌筋が萎縮することはない．舌筋の萎縮は球麻痺でみられ，線維束性収縮（fasciculation）を伴う．呈示した手の写真では母指球，小指球ともに萎縮し，いわゆる「猿手」を呈している．正中神経と尺骨神経の支配領域にまたがっており，単神経麻痺では説明できない．

答え 1-2　A　筋萎縮性側索硬化症

【解説】

　筋萎縮性側索硬化症（amyotrophic lateral sclerosis：ALS）では球麻痺，上位運動ニューロン徴候，下位運動ニューロン徴候が混在してみられるが，病期によっては三者が同時に観察されないこともある．本症例では両手の骨間筋萎縮（下位運動ニューロン徴候）と舌筋の萎縮（球麻痺）が認められ，腱反射亢進などの上位ニューロン徴候も伴えばALSである可能性が高い．ALSは年間に人口10万人当たり1～2人程度が発症し，好発年齢は40～60代である．

　初発症状は筋力低下，筋萎縮が一側上肢の遠位部から始まることが多いが，約25％は球麻痺症状で発症し，約20％は下肢の脱力で始まる．一般に眼球運動障害，感覚障害，膀胱直腸障害，褥瘡はみられず，ALSの四大陰性症状といわれるが，長期経過例では眼球運動障害を呈する症例もある．近年，認知症を伴ったALSの一群が存在することが注目されている．大部分は孤発性であるが，一部の症例は家族性（遺伝性）に発症し，SOD1遺伝子変異が常染色体優性遺伝を示す家族性ALS患者の約20％で認められている．病理学的にはBetz巨細胞を中心とする上位運動ニューロンと，顔面神経核，舌下神経核，脊髄前角細胞を中心とする下位運動ニューロンの変性，脱落が特徴である．

　鑑別疾患としては頸椎症，多巣性運動性ニューロパチー，後縦靱帯骨化症などがあり，鑑別には針筋電図検査，神経伝導速度検査，脳脊髄液検査，脊髄MRIなどが必要である．進行性の経過をとり，治療は対症療法やリハビリテーションが主体となり，平均3～4年で死亡する．球麻痺症状に対する経管栄養の導入や胃瘻造設，呼吸不全に対しての気管切開術の施行，人工呼吸器の使用は個々の患者で慎重に対応する必要があり，インフォームドコンセントが重要である．

文献
1) 日本ALS協会（編）：新ALSケアブック—筋萎縮性側索硬化症療養の手引き．川島書店，2005．
2) 日本神経学会（監修），「ALS治療ガイドライン」作成小委員会（編）：ALS治療ガイドライン 2002．http://www.neurology-jp.org/guidelinem/als_index.html
3) 日本神経学会（監修），「筋萎縮性側索硬化症診療ガイドライン」作成委員会（編）：筋萎縮性側索硬化症診療ガイドライン 2013．南江堂，2013．

> **問題 2**
>
> 患者：55歳，女性．
> 既往歴・家族歴：特記事項なし．
> 現病歴：もともと社交的で明るい性格であったが，3年ほど前から自己中心的な行動が目立ち，家人と口論するようになった．1年ほど前から近所を何時間も歩き回り，スーパーの衣類や食品を無断で持ち帰るようになった．近所の家や倉庫に無断で入り，しばしば警察沙汰となったため，家族に連れられて受診した．
> 神経学的所見：意識は清明であった．「今日はどうされましたか？」と質問すると，しばらく黙っていた後に突然「富士の高嶺に雪は降りつつ〜」と脈絡のない返答をした．「今日は何曜日ですか？」と質問すると，「そうやなあ，水曜や」と正答し，次に「どこから来ましたか？」と質問すると「水曜や，水曜や」と答え，「お名前を教えてください」と質問すると「水曜や，水曜，水曜」と答えた．血圧測定のために腕に触れると「何するの！」と大声を出し，詳細な神経学的診察はできなかった．座位では左手で左膝を叩き続けていたが，急にいすから立ち上がって窓の外を眺めたり，診察室内を歩き回ったりした．失調やパーキンソニズムは明らかでなかった．
> 検査所見：頭部CT像（図1）を示す．

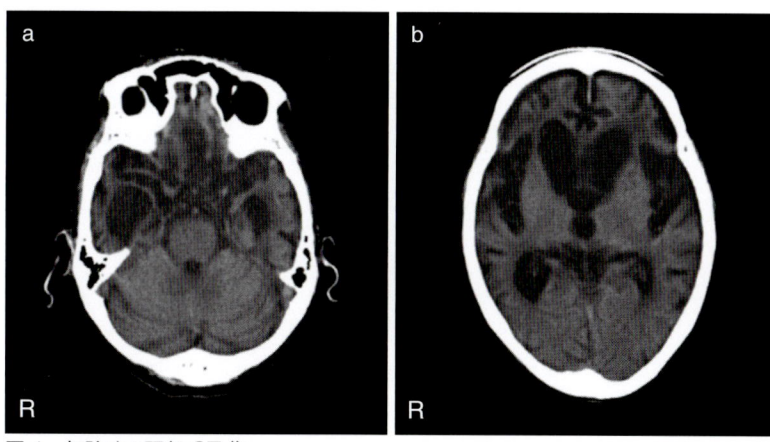

図1　初診時の頭部CT像
a：海馬を通る断面，b：基底核を通る断面，R：右側

1) 臨床所見と画像所見から現時点で最も考えられる疾患は何か？

- A Alzheimer型認知症
- B 正常圧水頭症
- C Lewy小体型認知症
- D Pick病
- E 統合失調症

答え 2-1 **D** Pick 病

【解説】

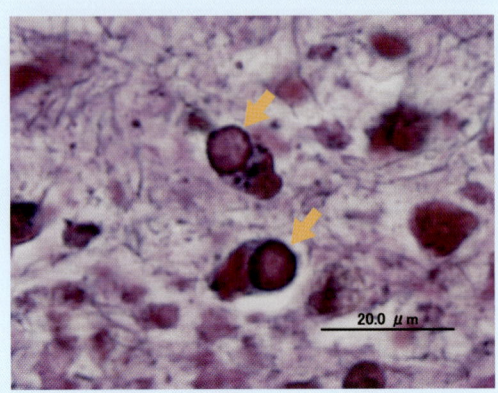

図2 海馬歯状回顆粒細胞にみられた Pick 球（矢印）
ボディアン染色，100 倍

　Pick 病（Pick's disease）は，前頭側頭型認知症（frontotemporal dementia：FTD）の中心となる疾患であるが，わが国では稀で Alzheimer 型認知症の 1/10 以下の頻度と考えられている．初老期に発症する例が多いが，30 代や 70 代発症の例もある．以前は前頭側頭葉の限局性萎縮を示し，特有の精神症状がみられる例を Pick 病としていたが，病理学的には多くの疾患が含まれることが明らかとなり，これらの一群は臨床的に「behavioural variant of FTD（bvFTD）」と記載することが多くなっている．Pick 病の確定診断には病理学的検索により嗜銀性の神経細胞内封入体である Pick 球（図2）を確認することが必須である．前頭葉萎縮が目立つ症例は人格変化や精神症状を初発とすることが多く，側頭葉萎縮が目立つ症例では言語障害で発症することが多い．萎縮の著しい部位の脳回は「knife-edge atrophy（ナイフの刃様萎縮）」を示し，Pick 細胞（神経細胞の胞体がふくらみ，Nissl 小体が不明瞭）や神経細胞の脱落，グリオーシスが認められる．Alzheimer 型認知症にみられる神経原線維変化や老人斑は生理的範囲内にとどまる．

　Pick 病の臨床症状は，礼節や人格が保たれ，人のよい Alzheimer 型認知症初期と比べ対照的である．自己中心的行動，非常識的な行動異常，落ち着きのなさ，多動，不機嫌状態が初期より目立つが，記憶力や知識，計算力は病初期には比較的保たれる．単純な行動を反復する常同行動や，日常生活で決まった時間にある行為をする時刻表的生活，前後の脈絡とは無関係に決まった文章や単語を繰り返す滞続言語，発語が努力性で喚語困難や音韻性錯語が目立つ非流暢性失語，意味記憶が選択的に障害される語義失語が目立つ症例もある．反倫理的・反社会的な行動も目立ち，初期には統合失調症との鑑別が問題となるが，CT，MRI 像により限局性の脳萎縮が認められれば，鑑別は可能である．また，Pick 病では側脳室前角が著明に拡大する（図1）．筋強剛などのパーキンソニズムは通常，末期まで出現せず，Lewy 小体型認知症や進行性核上性麻痺，大脳皮質基底核変性症とは臨床的に鑑別できる．

　Pick 病に有効な治療法はなく，問題行動に対しては抗精神病薬による対症療法や精神病院への入院が必要となる．問題行動が目立たない時期ではデイケアなどを利用しながら残存能力の利用，活用が試みられるが，病状は進行性で 8〜10 年の経過で失外套症候群の状態となる．

文献

1) 石津秀樹, 他：Pick 病. 精神医学症候群III, 領域別症候群シリーズ 40. 日本臨牀別冊, pp248–252, 2003.
2) 鎌田豪介, 他：Pick 病. Clinical Neuroscience **23**:283–286, 2005.
3) 荻原朋美, 他：前頭側頭型認知症（ピック病）の臨床症状. 老年精神医学雑誌 **24**:1233–1241, 2013.

問題 3

患者：66歳，女性．右手利き．
家族歴・既往歴：特記すべき家族歴，既往歴や治療中の疾患はない．
現病歴：2年ほど前からボタンの留めはずし，箸の使用，書字など右手の巧緻運動が困難となり，歩行時に右下肢が前に出にくくなってきた．1年ほど前から言葉も話しにくくなってきたため，神経内科を受診した．
神経学的所見：意識は清明，言語理解は良好であるが，質問に対しては，話しにくそうに詰まりながら返答した．筋力低下や感覚障害は認めなかったが，Vサインやじゃんけんのチョキの手指位，はさみの使用を指示しても，右手ではうまくできなかった．歩行時に右下肢のすくみがあり，小刻みな歩行を呈した．右上下肢に軽度の筋強剛を認めたが，腱反射は正常で，Babinski徴候はなかった．
検査所見：頭部MRI像(図1a，b)，脳血流シンチグラフィ像(図2)を示す．

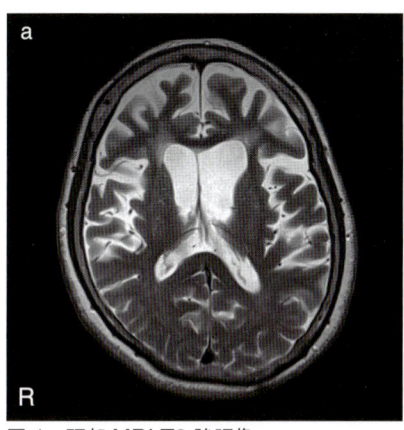

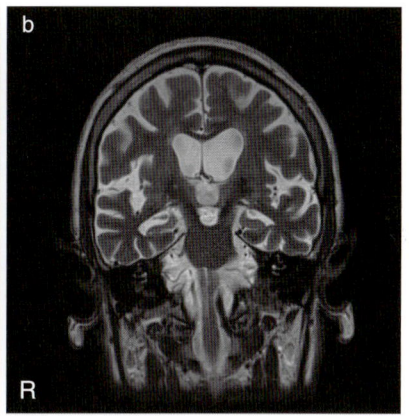

図1 頭部MRI T2強調像
a：基底核レベルの水平断，b：前方海馬レベルの冠状断，R：右側

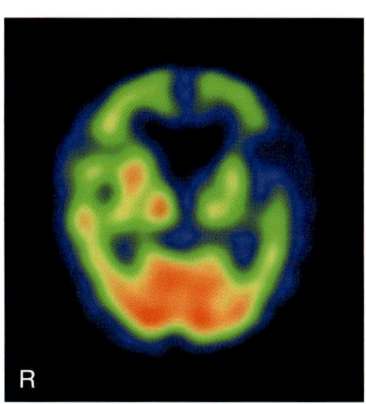

図2 脳血流シンチグラフィ像
IMP-SPECT，基底核レベルの水平断，R：右側

1) 臨床経過，神経学的所見と画像所見から，現時点で最も考えられる疾患は何か？

A 大脳皮質基底核変性症　B Parkinson病　C 進行性核上性麻痺　D Lewy小体型認知症
E 線条体黒質変性症(多系統萎縮症)

答え 3-1　A　大脳皮質基底核変性症

【解説】

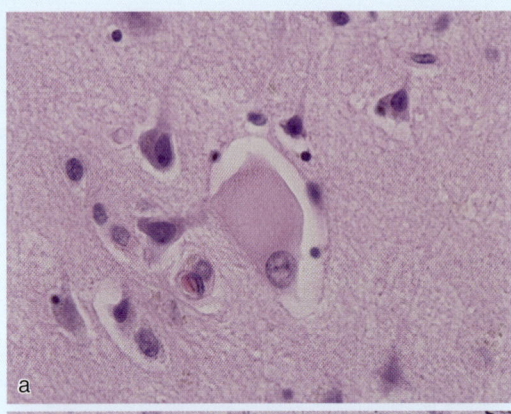

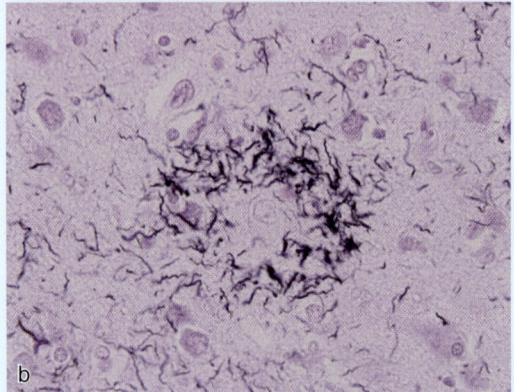

図3　神経病理所見
a：ballooned neuron（運動前野，ヘマトキシリン・エオジン染色，40倍）．ニッスル顆粒が崩壊し，染色性の低いふくれた細胞質をもち，核が周辺に偏在する神経細胞（achromatic neuron とも呼ばれる）．b：astrocytic plaque（前頭前野，Gallyas-Braak 銀染色，40倍）．斑状，花冠状にみえる CBD に特徴的な嗜銀性構造物．アストロサイトの突起遠位部へのリン酸化タウ蛋白の異常蓄積により形成されると考えられている．

　大脳皮質基底核変性症（corticobasal degeneration：CBD）は，大脳皮質症状とパーキンソニズムを主徴とし，多彩な臨床症状を呈する緩徐進行性の神経変性疾患である．中年以降（40～80代，平均60代）に発症し，男女差はなく，罹病期間は平均6～8年程度である．通常は孤発性で，有病率は10万人当たり2人程度と推定されている．初発症状としては一側上肢の巧緻運動障害，肢節運動失行（運動麻痺がないのに，熟知している運動ができない）の頻度が高く，次第に動作緩慢，筋強剛，すくみ足などの錐体外路症状，ジストニー，ミオクローヌスなどの不随意運動，alien hand 徴候（一側上肢が不随意に無目的な動きをする），拮抗失行（対側の手の行為をもう一方の手が妨害する），把握反射などの前頭葉徴候，皮質性感覚障害（二点識別覚や立体覚の障害など），観念運動失行（自発的な運動は可能だが，口頭指示や模倣による習慣的な運動や簡単な動作の再現ができない），失語などの大脳皮質症状がみられる．症状はしばしば非対称性を示し，下肢よりも上肢に顕著なことが多い．認知機能障害，異常行動，精神症状が早期から目立つ症例，腱反射の亢進や Babinski 徴候などの錐体路徴候がみられる症例もある．

　CBD の臨床診断は神経学的所見，画像所見からなされるが，確定診断には病理学的検索が必要である．頭部 CT や MRI では前頭葉から頭頂葉に左右差をもった萎縮がみられる例が多く（図1），進行とともに萎縮の範囲が拡大する．脳血流シンチグラフィでは萎縮した大脳皮質を中心に，視床や線条体に広範な血流低下がみられる（図2）．病理学的には大脳皮質や皮質下核の神経細胞脱落とグリ

オーシスに加えて，ballooned neuron と呼ばれる腫大した神経細胞(図3a)や，グリア細胞内の特徴的な嗜銀性構造物(astrocytic plaque)がみられる(図3b)．剖検例の蓄積から CBD の臨床像は非常に多彩であることが明らかとなり，一方で臨床的に CBD が疑われる症候を呈しても，背景病理には進行性核上性麻痺など多彩な疾患があることが明らかとなってきた．それに伴い，CBD 典型例と同様な臨床症状を呈する症例は corticobasal syndrome(CBS)と呼ぶことが提唱されている．臨床的に鑑別すべき疾患としては進行性核上性麻痺が特に重要であるが，ほかに線条体黒質変性症(多系統萎縮症)，Parkinson 病，Lewy 小体型認知症，Pick 病などが挙げられる．

　根本的な治療法はなく，錐体外路症状に対してレボドパやドパミン受容体刺激薬の投与が行われるが効果は乏しく，リハビリや対症療法も試みられるが，効果は一時的である．症状は緩徐に進行し，末期は寝たきり，全介助の状態となり，肺炎などの合併症で死亡する．

文献

1) 井関栄三：皮質基底核変性症. 精神医学症候群Ⅲ, 領域別症候群シリーズ 40. 日本臨牀別冊, pp269–271, 2003.
2) 森松光紀：大脳皮質基底核変性症(CBD, CBS). 神経症候群(第2版)Ⅱ, 新領域別症候群シリーズ 27. 日本臨牀別冊, pp110–114, 2014.
3) 妹尾晴夫, 他：大脳皮質基底核変性症の臨床症状. 老年精神医学雑誌 **2**:1258–1263, 2013.
4) Armstrong MJ, et al: Criteria for the diagnosis of corticobasal degeneration. Neurology **80**:496–503, 2013.

2 患者が診察室に入ってきた，その瞬間をとらえる

4 話し方からわかること

　本節では，患者から主訴や症状の経過を聞く際の，話し方の観察ポイントについて述べてみたい．患者は「しゃべりにくい」，「呂律が回らない」，「言葉がはっきり言えない」などの主訴で受診する場合もあるが，話し方の異常は本人が自覚していない場合もあるので，主訴や問診表に挙がっていなくても，話し方は常に観察する習慣をつけていただきたい．

　話し方の観察すべき点は，スピードはどうか，声量（声の大きさ）は大きいか/小さいか，聞き取りやすいか/聞き取りにくいか，語音明瞭度はどうか，言葉につまるか/流暢であるか，多弁であるか，嗄声はないか，など多岐にわたる．言葉の速さ・リズム・抑揚を合わせて「韻律（プロソディー；prosody）」というが，韻律を含めて話し方というのは十人十色であり，異常かどうかは総合的に判定する必要がある．

「言語障害」とは？

　「言語障害」は一般にも使われる用語であるが，神経学的には主に「構音障害」と「失語」を指す．CDプレーヤーでの音楽再生にたとえれば，失語はCDプレーヤー本体の障害，構音障害はスピーカーの障害である．構音障害でも失語でも，急性発症であれば脳血管障害を鑑別する必要があり，緩徐進行性であれば神経変性疾患を鑑別に挙げる必要がある．知能障害，意識障害，統合失調症の患者においても言語理解や発語の障害がみられるが，これはここで取り上げる真の言語障害とは異なる点に注意していただきたい．また，ヒステリーやある種の精神障害では，無言状態（mutism state）と呼ばれる発語の全くない状態を呈することがあるが，これも言語障害の範疇には属さない．

　失語や構音障害が疑われる場合に限らず，診察室に神経疾患が疑われる患者が入ってきたら，まず「こんにちは」などの声をかけてみることをお勧めする．通常は「こんにちは」などの返答が返ってくるので，それを聞くだけで構音障害や失語の状態をある程度判断でき，復唱（模倣言語）の検査も兼ねることができる．

構音障害

　構音障害（dysarthria；構語障害と同義語）は発語に関係する神経や筋肉の障害のため思うように発語できないが，患者自身は言葉の理解もできており，言う内容も，考えている内容も正常である．いわゆる「呂律が回らない」という状態は，後述の麻痺性構音障害か運動

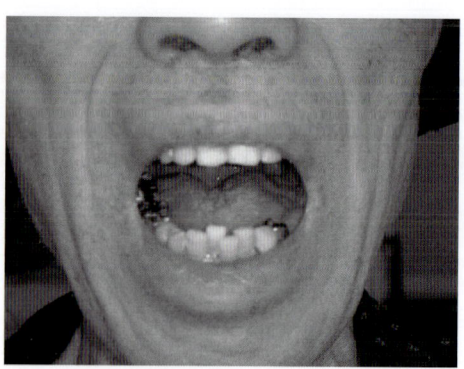

図1 球麻痺性構音障害（60代，男性．筋萎縮性側索硬化症）

失調性構音障害を指す．構音障害が疑われる場合には，「ルリモハリモテラセバヒカル（＝瑠璃も玻璃も照らせば光る）」と復唱させてみるとわかりやすい．構音障害の場合，喉音（ガ行），舌音（サ行，タ行，ナ行，ラ行，ダ行），口唇音（パ行，バ行，マ行）がさまざまに障害され，時に特徴的な返答を呈する．

麻痺性構音障害

脳幹の運動神経核や末梢神経の障害，筋疾患による「球麻痺性構音障害」と，両側の核上性の障害による「仮性球麻痺性構音障害」がある．

■ 球麻痺性構音障害

医師 「ルリモハリモテラセバヒカル」を復唱してください．
患者 「ウイヲー，アイヲー，エアエアイアウー」

鑑別のポイント
・喉音の障害が特に高度だが，舌音，口唇音も障害される．
・息が鼻へ漏れる鼻声で，語音明瞭度や抑揚は低下し，ゆっくりした話し方になる．

低い声で単調な話し方となり，高音を出すのが困難となる．球麻痺では，筋萎縮性側索硬化症などの運動ニューロン疾患や，筋ジストロフィ，多発筋炎，重症筋無力症などの筋疾患，血管障害などによる延髄疾患を鑑別する必要がある．運動ニューロン疾患による球麻痺であれば，舌の萎縮や線維束性収縮がみられることが多い（図1）．

■ 仮性球麻痺性構音障害

医師 「ルリモハリモ……」の復唱指示
患者 「…ルリッモ！，ハイモー，エラー…セー…バ，ヒカルー…」

鑑別のポイント
・声量は小さく，語音明瞭度や抑揚は低下するが，鼻声になることはない．
・始めはスムーズに言葉が出ずに唐突に大きな声で話したり（爆発性言語；explosive speech），間があいたりすることもある．

仮性球麻痺の多くは両側性の多発性脳梗塞によるものであり，痙性対麻痺，下顎反射亢進など，ほかの神経症候を伴っていることが多い．構音筋の多くは両側性の大脳支配を受けているため，一側の大脳障害のみでは構音障害は目立たない．仮性球麻痺が高度となれば発語が不能(構音不能)となり失語と間違えられるが，構音不能は失語ではない．

運動失調性構音障害

運動失調性構音障害は，発声にかかわる構音筋群の協調運動が障害されることにより生じる．

■ 小脳性構音障害
医師 「ルリモハリモ……」の復唱指示
患者 「ルッ！リモッ！，…ハリ～モ，…テラ～…セバ，…ヒ…カル」

> **鑑別のポイント**
- 音節ごとに途切れ途切れとなる．
- 声量は保たれているが，ゆっくりで粘っこい話し方である．

小脳性構音障害は，脊髄小脳変性症，多系統萎縮症などでみられる不明瞭な話し方である．調子も不規則で，高度な場合は前述の爆発性発語となり，酔っぱらいがほえるような話し方で，文章の一部を一気に話す．

パーキンソニズムの話し方

■ 錐体外路性構音障害

Parkinson病を含むパーキンソニズムにおいては独特な話し方が観察され，錐体外路性構音障害ともいわれる．小声(small voice)で，抑揚が乏しい単調な話し方(monotone speech)となるが，それほど低音にはならない．Parkinson病ではそれほど緩徐にはならないが，各種のパーキンソニズムでは非常に緩徐になる場合もある．歩行時のすくみ足や加速歩行と同様に，話を始める際にも言葉が発せられずにどもる「すくみ言語(frozen speech)」，話し中に次第に早口になる「加速言語」もみられる．顔貌も仮面様顔貌となり，表情も口の動きも少ないので，問診をしていても独特な雰囲気を感じる．振戦が強い例では声も震えるが，Parkinson病ではそれほど声の振戦は目立たない場合が多く，声の震えが目立つ場合はむしろ本態性振戦や老人性振戦が疑われる．

抗精神病薬の副作用による薬剤性Parkinson症候群では，しばしば口部ジスキネジーがみられ，口舌の不随意運動のため構音障害も合併し，流涎も伴う．

嗄声と鼻声—声がおかしい！

■ 嗄声

声がかすれることを「嗄声(かせい)」という．一側の反回神経麻痺(迷走神経障害)による声帯麻痺や声帯の器質的変化があると嗄声になる．嗄声が高度の場合や喉頭腫瘍などでは発声が困難となり，声が全く出なくなる(「失声」)．

嗄声をきたす原因の多くは炎症，喫煙，ポリープなどによる声帯の器質的変化によるもので，緊急性はほとんどなく，健常高齢者でもしばしばみられる．一方で，両側の反回神経麻痺では呼吸困難，窒息をきたすので，緊急的な対応が必要である．異常が疑われる場合には耳鼻科に紹介して，喉頭ファイバーで喉頭麻痺，反回神経麻痺の有無を調べてもらう必要がある．迷走神経の分枝である反回神経は左右で走行が異なるため，左右どちらの声帯麻痺かによって鑑別診断が異なってくるからである．大動脈瘤や胸腔内腫瘍で反回神経麻痺が生じることがあるので，注意が必要である．

■ 鼻　声

　声が鼻に抜ける，いわゆる「鼻声(びせい)(nasal voice)」は軟口蓋の麻痺によって生じる．発声の際には軟口蓋を収縮させ後鼻孔を閉じなければならないので，舌咽神経や迷走神経の障害により軟口蓋麻痺が起こると息が鼻に漏れて鼻声となる．特に，口蓋音であるガ行を発音する際に鼻声は明瞭となる．「水を飲むと鼻のほうへ逆流する」という訴えを伴うこともある．筋萎縮性側索硬化症や重症筋無力症でみられる．特に神経疾患でなくても鼻声だけを呈する場合があり，その際には「ルリモハリモテラセバヒカル」の発音はそれほど障害されない．

顔面筋，表情との関連

　構音障害がある患者では，顔面筋や表情を観察することも重要である．眼瞼下垂がある，顔面筋の萎縮がある，開口位であるなど，顔面筋の異常が示唆されれば，鑑別診断が絞られる．前述のように，パーキンソニズムにおいては独特な仮面様顔貌と単調な話し方を呈するので，すぐに鑑別できることも多い．顔面神経麻痺では，顔面筋の関与する口唇音(パ行，バ行，マ行など)が影響を受け，「ルリモハリモテラセバヒカル」を復唱させると，「ルリヲハリヲテラセワヒカル」のようになるが，障害は軽い．抑揚やスピード，声量はほとんど障害されない．

　大脳の両側性病変で仮性球麻痺を呈する場合には，「強制泣き(forced crying)」や「強制笑い(forced laughing)」などの「感情失禁(emotional incontinence)」を伴うことがある．顔面神経麻痺，感情失禁を含めた表情の読み取り方，顔貌の観察のポイントについては，本章の「2．表情からわかること」(☞27ページ)に詳述したので参照していただきたい．

失　語

　「失語(aphasia)」とは，発語に関する筋や末梢神経には異常がなく，意識障害も聴力障害もないのに，言語による表現や文字の理解ができなくなる状態を指す．大脳の言語野の障害により生じる．脳血管障害による場合が多いが，脳腫瘍や脳外傷後遺症によっても生じ，Alzheimer型認知症などの神経変性疾患でも病状の進行によってみられる場合がある．言語野は通常，左大脳半球にあり，右片麻痺を伴っていることも多い．また，失語に構音障害を伴うことは多いので，注意が必要である．

診察室

語想起の障害

コップという言葉が出てこない時に，「あれは何て言ったかなー，水を飲むやつ，手で持つやつ，ガラスでできていて……」と，まわりくどく用途を述べたりするのは語想起の障害である．臨床的頻度は高いが，部位診断的価値は低い．語想起ができず会話が途切れても，非流暢性失語とはいわない．語想起の障害は失語症においてみられ，Alzheimer型認知症でもみられる．筆者も薬の名前や病名，人の名前などで語想起ができずに困ることはしばしば経験があり，「いよいよ認知症になってきたか」，と心配することもあるが，健常者でも一定程度はみられるので，語想起の障害の有無の判定は話し方の観察からだけではなかなか難しい．

失語症の簡単な鑑別法

医師　（時計，指輪，ボタンなど身のまわりの物品を示して）「これは何ですか？」
患者A　「…あー…んー…あー…，あかん」
　　　　（こちらが言っていることが理解できるのに言葉がうまく出ない）
　　　　→「運動性失語〔Broca（ブローカ）失語〕」の疑い
患者B　「はい，はい，えー…，そうですね」
　　　　（こちらの言っていることが理解できず，とんちんかんな答えが返ってくる）
　　　　→「感覚性失語（Wernicke 失語）」の疑い
患者C　「…？，…？」
　　　　（こちらが言っていることの理解もできず，話すこともできない）
　　　　→「全失語」の疑い

　この物品呼称の障害はすべての失語症に出現するので，スクリーニングとして有用である．しかしながら実際には，運動性失語であっても言語の理解はある程度制限されており，感覚性失語でも何度か繰り返せばある程度の理解はできる場合が多い．

言語理解の障害

医師　「右の手で左の耳に 触ってください」（2つ の命令）
患者　理解できない
　　　　→ 失語の可能性が高い（ただし，高度難聴を否定すること）
さらに
医師　「向こうの壁まで歩いて，窓を閉めて，ここへ戻って ください」（3つ の命令）
患者A　理解できる
　　　　→ 運動性失語の可能性が高い
患者B　理解できない
　　　　→ 感覚性失語の可能性が高い

言葉を聞いて理解する能力の障害は，失語症患者の大多数でみられる．発語面の障害はわかりやすいが，言語理解の障害は通常の診察では見逃されたり，過少評価される傾向がある．こちらの言うことにうなずいて，話の内容を理解しているように見えても，実際には理解していないということは，失語症患者に限らず，高齢者や認知症の患者ではしばしば経験する．意識障害や失語が疑われる患者を診察した際に，いろいろ質問をしたり問診をしても全く返答がなく失語症だと考えたら，実は高度難聴だった，という経験が何度もある．難聴に本人も周囲も気づいていないということが高齢者や認知症患者では意外に多い．

■ 運動性失語

運動性失語は，話しにくそうに詰まりながら話すので，「非流暢性失語」と呼ばれる（流暢性というのは，単位時間内の発語数ではなく，話の内容で決まる）．時には顔をゆがめたり，身振り手振りで意志の伝達を図ろうとする．障害が強いと「あー」，「えー」，「あかん」などの簡単な発語のみとなり，一言も発しえない状態になれば「語啞」という．しばしば「失文法」という状態を呈し，「今日，雨，外，出ない」のような電文体の話し方となる．また，「水がほしい」と言う時に「水ほしいか？」と質問の形で要求したりすることもある．

■ 感覚性失語

感覚性失語であれば「流暢性失語」の状態になり，話し方は流暢であり，時に多弁である．感覚性失語が高度の状態を「語聾」という．物の名前のみが言えない状態を「健忘失語（語健忘）」といい，言語の理解はよいのにうまく言葉が出てこない状態となる．健忘失語が高度の場合は「あれが…その…えーと…そうですね…あれあれ…あれですよ」のような迂言になり，発語量のわりに情報量が少なく，何を言いたいのかわからない状態となる．運動失語と勘違いされるが，健忘失語は感覚性失語の特徴の一つである．

感覚性失語では，「今日が雨は降って外が買い物と行きません」のように言葉としては流暢につなげて話すことができるが，内容がよくわからない「錯文法」という状態を時に呈する．錯語が多くて何を言っているのかさっぱりわからないが，患者は誤った言葉を話している自覚がなく，話が止まらない状態は「ジャルゴン（jargon）失語」と呼ばれる．

時計を「タケイ」，タバコを「タビコ」のように1文字だけを誤って言ったり，読んだりする状態を「字性錯語」（または「音韻性錯語」）という．一方，灰皿を「タバコ」，リンゴを「ミカン」と言うように単語全体が間違っている場合は「語性錯語」といい，全く関連のない語に置換されるのではなく，多くは意味的に関連性のある語へ置換される．いずれも感覚性失語においてみられることが多く，話し方自体は流暢である場合が多い．

その他のさまざまな発語障害

■ 患者の言葉をとらえる

患者 「変わりありません，ありません，ありません，ありません…」
　　　　→ 同語反復（palilalia）

同じ言葉を不随意的に繰り返して言う状態である．Parkinson症候群や仮性球麻痺でみ

られるが，発症機序はよくわかっていない．

患者 「わたし」→「わたたたた…」，「わたしししし…」
　　　　→ 語間代（logoclonia）
　言葉の末節か中間の音節だけを繰り返す状態である．Alzheimer型認知症で観察されることが多いとされるが，軽度のものは健常者でもみられる．

患者 「かっかっかっ・かわっかわっかわっ・変わり，えーあのー，あー，あー，あー，ありません！」
　　　　→ 吃音症（いわゆる「どもり」）
　音や音節の反復，音の延長，間投詞の投入，会話の停止などで流暢性がなくなる状態である．精神的緊張で増悪するので，診察室ではより強調されて観察されるが，健常者でもしばしばみられ，病的意義は少ない場合が多い．

患者 「かーわーりー，…あーりーまーせーん」
　　　　→ 緩徐言語または発語緩慢（bladylalia）
　発語の速度が非常に遅くなる状態である．声量も小さくなる傾向がある．Parkinson症候群でみられ，精神活動の全般的な緩徐化による言語面の障害である．

■ 問いかけに対する返答をとらえる
医師 「お年はおいくつですか」
患者 「70歳です」
医師 「ここはどこですか？」
患者 「70歳です」
医師 「100－7はいくつですか？」
患者 「70歳です」
　　　　→ 保続（perseveration）
　失語症患者でみられるが，認知症患者において失語症状を伴わずにみられることもある．発語自体は流暢である．

医師 「体調はいかがですか」
患者 「まあまあだな」
医師 「今日は何日ですか？」
患者 「まあまあ，まあまあだな」
医師 「お名前は？」
患者 「まあまあ，まあまあ，まあまあ」
　　　　→ 滞続言語
　問いかけの言葉とは無関係に同じ言葉を繰り返す．Pick病でみられることが多いとさ

れる．

医師　「お年はおいくつですか」
患者　「お年はおいくつですか」
　　　（以降，おうむ返し）
　　　→ 反響言語(echolalia)

相手の言葉や文章を無意識に不随意的に反復する状態である．大脳半球の言語領野周辺に病変があり言語野が残存している場合や，Alzheimer型認知症などに出現する．

まとめ

先日，「最近，声がかれてきた」と訴えて70代の男性が神経内科を受診してきた．神経学的に診察すると，嗄声以外に左顔面の発汗低下があった．本人に聞いてみると，「そういえば，最近，左側のひげが剃りにくいな」との自覚があった．耳鼻科で検査してもらうと左反回神経麻痺とのことで，いわゆるHorner症候群と思われた．頭部MRIや胸部X線では異常がなかったが，念のために胸部CTで精査すると肺尖部腫瘍が見つかった．嗄声の鑑別疾患として，肺尖部腫瘍による反回神経麻痺は重要である．

話し方というのは十人十色であり，同一人でも体調や精神状態でさまざまに変化し，病前の生育環境，教育レベル，職業などによっても異なる．症状の現れ方もさまざまである．失語は，話し方だけでなく，復唱，書字，読字の障害とも複雑に関連し，詳細な鑑別は非常に難しい．したがって，外来診療では，話し方の異常があるか，あれば構音障害か失語かの鑑別で十分であると思われる．診察の最初に「何か話し方が変だな」という印象を受けても，しばらく観察を続けていると「この患者はもともとこういう話し方なのだ」と判断することもあれば，診察の始めには違和感を感じなくても，しばらく観察していると「ちょっと変だぞ」と後で感じることもある．「何となくこの人は会話が変だな」，という感覚は健常者との会話でもしばしば経験することなので，顔貌や他の神経所見などもふまえて総合的に正常か異常かを判断していく必要がある．何となくコミュニケーションがとれない，返答が当を得ない，話の内容がちぐはぐであるなど，「話し方がおかしい気がする」→「正常の範囲内ではないと思われる」→「神経疾患かもしれない」と直感を働かせていただきたい．

第3章

主訴別の患者の診かた

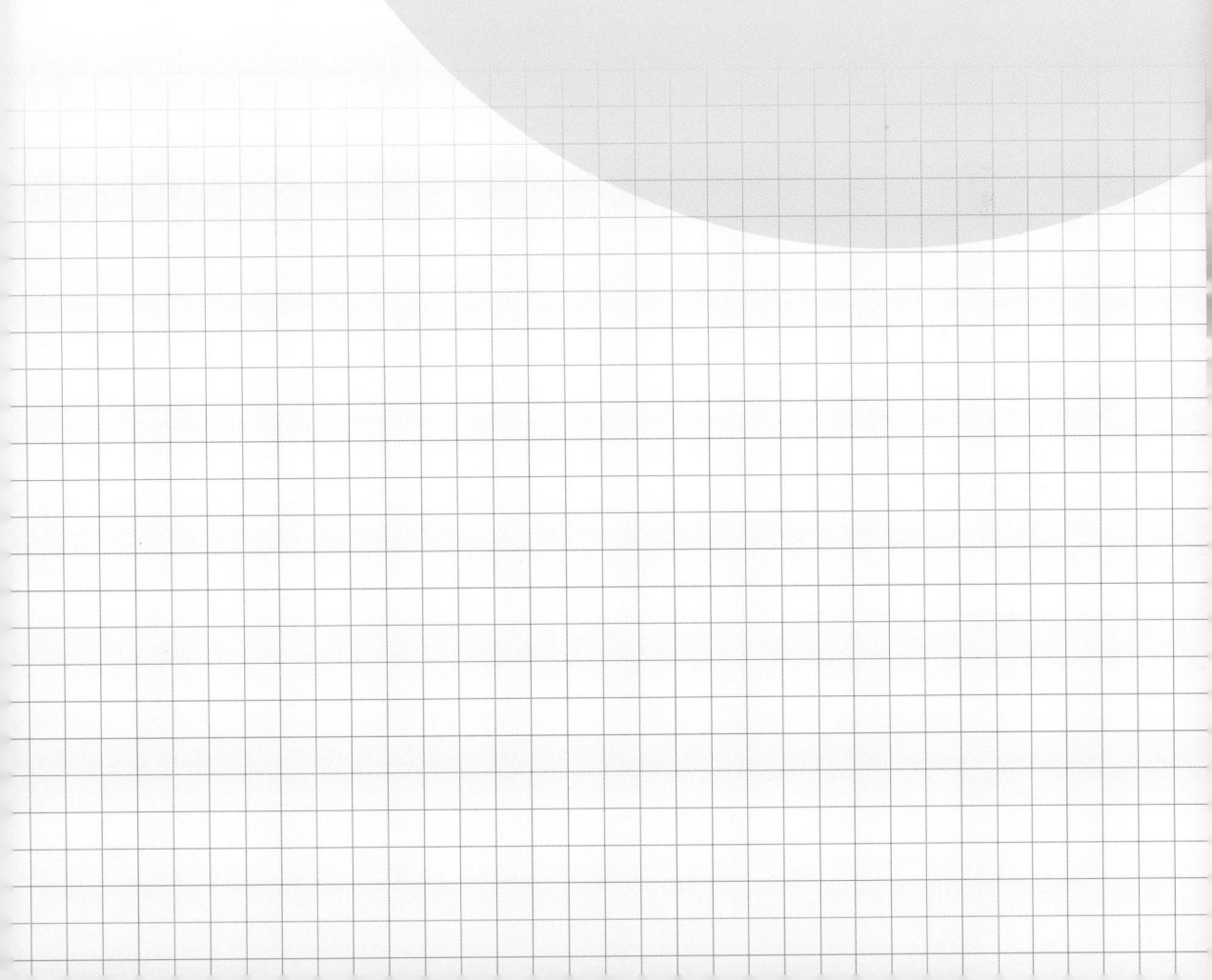

3 主訴別の患者の診かた

1 しびれを訴える患者の診かた

問題 1

患者：51歳，女性．身長152 cm，体重82 kg．

現病歴：糖尿病と脂質異常症で加療中である．半年前から明け方になると，右手指先に「ジンジン」と感じるしびれ，痛みが出現するようになった．2カ月前から家事をしている時など日中にも症状を自覚するようになり，1カ月前から物をつまむ時に右母指に力が入りにくいことを自覚した．手を振ると症状は軽くなる傾向があり，しびれ感は右第Ⅰ～Ⅲ指と，第Ⅳ指の第Ⅲ指側だけであった．

神経学的所見：右手関節の正中付近をハンマーで叩くと指先にしびれ感が放散し(図1a)．両手関節を屈曲し胸の前で甲を合わせた状態にすると右指先にしびれ感が出現した(図1b)．

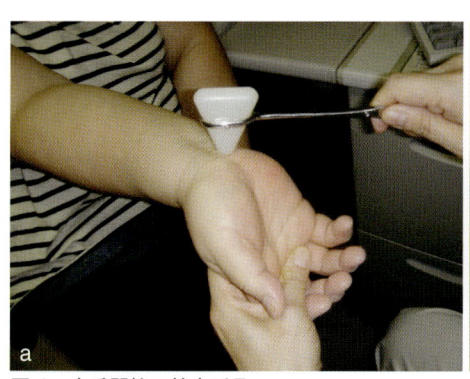

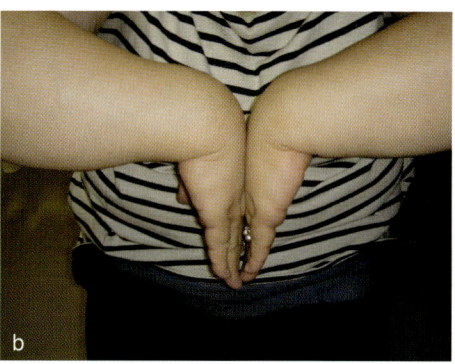

図1 右手関節の検査所見
正中付近をハンマーで叩いた時(a)，甲を合わせて両手関節を屈曲した時(b)，それぞれ右指先にしびれ感が認められた．

1) 本疾患について正しいのはどれか？ 1つ選べ．

- **A** 進行すると障害は上肢全体に及ぶ
- **B** ウイルス感染が原因である
- **C** 正中神経の障害による
- **D** 脳脊髄液検査で蛋白細胞解離が認められる
- **E** 手関節の筋力トレーニングが進行予防に有用である

答え 1-1 **C** 正中神経の障害による

【診断】手根管症候群

【解説】
　手根管症候群（carpal tunnel syndrome：CTS）は，正中神経が手関節部で圧迫されてしびれ感や痛みを生じる神経圧迫症候群である．中年以降にみられることが多く，女性に圧倒的に多い．症状は片手または両手に起こり，キーパンチャーのように手関節を伸ばした状態で繰り返し力を入れる動作をする仕事や，振動する道具を長時間使用する仕事の従事者，妊娠中や更年期の女性，糖尿病，甲状腺機能低下症，関節リウマチ，透析中の患者などにみられる．典型的な訴えとしては，「指先がしびれる」，「指がぴりぴりする」，「症状は明け方に強くなる」，「手を振ると症状は軽くなる」などが多い．感覚障害は正中神経の支配領域である第Ⅰ～Ⅲ指と第Ⅳ指の第Ⅲ指側だけであり（ring-finger splitting），進行しても他の神経支配領域には及ばない．進行すると手指の巧緻運動障害や，母指球の萎縮がみられる．
　図1aはTinel（ティネル）徴候，図1bは手関節屈曲テスト（ファレンテスト：Phalen's maneuver）であり，手根管症候群の診断に有用である．さらに正確な診断法として電気生理学的検査があり，手関節刺激−第Ⅱ指導出での感覚神経活動電位潜時の延長を認め，短分節刺激によるインチング法を行えば伝導ブロックの部位を特定することが可能である．脳脊髄液検査では異常を認めない．頸椎症による神経根の圧迫や，糖尿病性神経障害，手指の腱鞘炎との鑑別が必要である．
　治療はまず手関節の安静を保つようにし，ギプスやサポーター，固定具を用いることも有用である．症状が強い場合には非ステロイド性抗炎症薬の経口投与や，手根管にステロイド薬を局注する場合もある．①長期間に及んでいる，②手指の運動障害がある，③感覚が高度に低下している，④母指球の萎縮が認められるといった症例には，内視鏡を用いた鏡視下手根管開放術や小皮切による直視下手根管開放術が選択される．

▌文献
1) 髙根裕史，他：手根管症候群．医学と薬学 **65**：465-470, 2011.
2) 日本神経治療学会(監修)，「手根管症候群」作成委員会(編)：標準的神経治療：手根管症候群. 2007.

問題2

患者：70歳，男性．

現病歴：高血圧と糖尿病を近医にて加療中である．一昨日の夕方，急に右口角と右手第Ⅰ～Ⅲ指から手掌にかけてのしびれ感を自覚した（図1）．右手の第Ⅳ，Ⅴ指にはしびれ感がなく，日常生活にも影響はないため様子をみていたが，症状が改善しないため神経内科を受診した．

神経学的所見：意識は清明で，構音障害や失語はなかった．四肢の筋力低下や手指の巧緻運動障害は明らかでなく，四肢の腱反射にも左右差や異常を認めなかった．

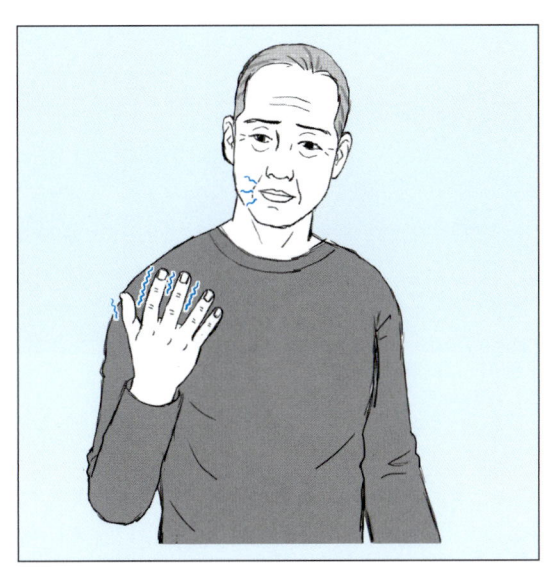

図1 右口角と右手第Ⅰ～Ⅲ指から手掌にかけてのしびれ感

1）臨床経過，神経学的所見から最も考えられる疾患は何か？

- **A** 糖尿病性末梢神経障害
- **B** 手根幹症候群
- **C** 頸椎症
- **D** 脳血管障害
- **E** 脳腫瘍

答え 2-1　D　脳血管障害

【解説】

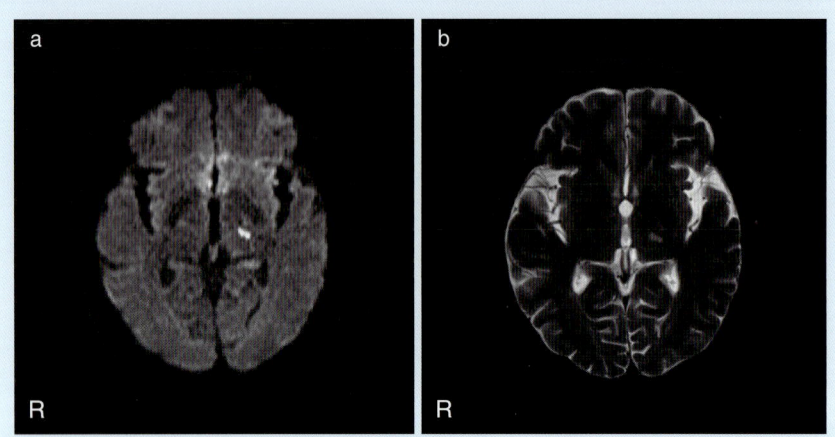

図2　本症例の頭部MRI水平断像
a：拡散強調像，b：T2強調像，R：右側

　脳血管障害による手掌・口症候群(cheiro-oral syndrome)である．手掌・口症候群は一側の手および口周囲の自覚的な異常感覚を主症状とする症候群であり，局所診断学上重要な症候である．手口感覚症候群とも呼ばれ，大部分の症例は本症例のように視床の小梗塞により生じる(図2)．手のしびれが単独で出現している場合には頚椎症や末梢神経障害，手根幹症候群などの可能性が高いが，同側の口角付近に同時にしびれ感を自覚した場合は本症候群と考えられ，急性に発症した場合には脳血管障害の可能性が高いと判断できる．視床の感覚亜核内では手と口角付近の感覚を支配する部位が隣接するために生じるとされ，視床後外側腹側核(VPL核)と後内側腹側核(VPM核)の境界部付近に病変を認める症例が多い．しかしながら，近年のMRIによる画像診断により，責任病巣および原因疾患の多様性が報告され，視床以外の病巣として，中心後回，皮質下(放線冠から内包)，脳幹被蓋(内側毛帯)における小梗塞や小出血が原因である症例が報告され，稀に硬膜下血腫，髄膜腫，脳腫瘍による症例も報告されている．感覚障害の分布や程度は症例によって若干異なり，自覚的なしびれ感のみの症例，自発痛を伴う症例，他覚的感覚障害として温痛覚低下や過敏，表在覚や深部覚の低下を呈する症例までさまざまである．脳幹部病変により両側性の症状(両側口周囲と両上肢遠位部の異常感覚)を呈した症例も報告されている．

文献
1) 磯野理：手口感覚症候群．神経症候群I．日本臨牀別冊，pp428-431, 2013．
2) 亀山隆：手足のしびれ，異常感覚．レジデントノート **13**(13):2394-2405, 2012．
3) Chen WH: Cheiro-oral syndrome: a clinical analysis and review of literature. Yonsei Med J **50**:777-783, 2009．

3 主訴別の患者の診かた

1 しびれを訴える患者の診かた

　第2章では，患者が診察室へ入る際の観察点について解説した．本章からは日常診療において比較的頻度の高い神経症状（しびれ，めまい，ふるえ，頭痛，物忘れ，意識障害，筋力低下）について，問診や診察のポイントを述べてみたい．

しびれとは

　「しびれ（痺れ）」を訴えて受診する患者は非常に多い．「しびれ」は日常語であるが，非常に漠然とした曖昧な表現でもある．神経内科的には感覚障害を意味するが，患者にとっては必ずしも感覚の異常を訴えているとは限らず，筋力低下や痛みをしびれと訴える患者も多い．一過性脳虚血発作で一時的な脱力があると「手がしびれた」と訴えることが多く，Parkinson病による振戦や筋強剛，小脳失調による巧緻運動障害，関節リウマチによる手指のこわばりをしびれと訴える患者も経験する．

　本節ではしびれを訴える患者の問診法と所見のとり方について解説し，日常診療で頻度の高い疾患について鑑別のコツを概説したい．

問診法

　患者の訴えるしびれの内容は多彩でとらえにくい場合も多いが，診断には具体的な問診がきわめて重要である．問診でしびれの内容をよく理解し，ある程度鑑別診断をつけなければ，いくら慎重に診察，検査をしてもしびれの多くは原因を特定することができないといっても過言ではない．神経学的所見をとる前に，問診でだいたいの診断がつく場合も多いことを強調したい．

1. 患者の訴えるしびれが感覚障害であるかどうかを確認し，その性状を具体的に理解する

　患者が訴える感覚障害の具体的な内容は「びりびりする」，「じんじんする」，「ちくちくする」，「ほてる」，「感覚が鈍い」などがあり，「触ると痛い」といった痛みの要素を伴うこともある．

　感覚障害には，刺激に対する感覚が鈍くなる「感覚低下（または感覚鈍麻）」，感覚刺激を異なった感じとして自覚する「錯感覚」，何も刺激がなくても不快な感覚が続く「異常感覚」，感覚をより強く感じる「感覚過敏」などがある．感覚が全くなくなれば「感覚脱失（感覚消失）」である．正座の後で下肢がびりびりするのは感覚過敏と異常感覚であり，何かが触れただ

けで強い痛みを感じるのは錯感覚か感覚過敏である．

実際の問診ではこれらが混在して判別が難しいこともあり，用語を正確に使うことを意識するよりも，患者の訴えを理解し，具体的に記載するほうが有用である．

2. 自覚的感覚異常の部位と範囲をよく問診し，随伴症状を確認する

両足の指先，両足の裏（足底），両手の指先，四肢など，末梢のしびれを訴える患者が多い．頭，顔，舌，背中など，脳神経領域や体幹のしびれの訴えも，時にある．

3. いつ頃から症状があるのか，発症様式はどうか，症状は変動したり寛解したりするのか，特定の姿勢と関連するか

発症様式が急性で持続していれば脳血管障害や急性炎症性脱髄性多発ニューロパチーなどを疑い，緊急の対応が必要である．しかし，しびれでは，慢性の経過や症状の変動を訴える患者のほうが多い．

感覚障害の所見のとり方

感覚には表在感覚（触覚，温度覚，痛覚）と深部感覚（位置覚，振動覚）がある．表在感覚の伝導路は脊髄前方の脊髄視床路を上行し，深部感覚は脊髄後索を上行するため，障害の部位によっては解離性の感覚障害が生じる．

神経内科的診察ではこれらの感覚を個々に調べるが，感覚障害の検査を詳細に行うためには，かなりの時間が必要である．外来ではそれだけの時間をとれないだけでなく，あまり時間をかけると患者も疲労して所見が曖昧になってくるので，短時間で要点だけを押さえる必要がある．

通常は四肢の触覚，温度覚，振動覚をスクリーニングすれば十分であると思われるので，簡単なコツを概説したい．

触覚の検査

顔や頸部，症状の部位と対側など正常と思われる部位と，感覚障害を訴える部位を交互に刺激すると判別しやすい．筆，脱脂綿，ティッシュなどで触りながら感覚が低下しているか，過敏になっているかを患者に問う．道具がない場合は，指先で軽く触れて検査をする．

「正常の場所を10とすると，どの程度に感じますか？」というふうに問いかけるが，「2か3か」，「7か8か」まで詳細に検査しても意味はなく，感覚低下が軽度か重度か，だけで十分である．あまり患者に詳細な評価を求めても困惑するので，私は「だいたいでいいですよ」，「判断に迷ったら，同じと考えていいですよ」と言っている．

全身を検査するのが理想であるが，自覚症状から推定される部位をまず検査して，異常があるかどうかを確認する．

振動覚の検査

音叉を使って検査するが，通常は下肢から低下するので足関節の外踝に当てることでスクリーニングをする．128 Hzの音叉が使いやすく，音叉を振動させて下肢で10秒以上感

じていれば正常と判断する．音叉やハンマーの金属の部分を皮膚に当てることによって，温度覚の簡単なスクリーニングもできる．

しびれの部位の色調（青白い，発赤しているなど），皮膚温（冷たい，温かい），浮腫があるかないか，についても同時に観察しなければならない．

代表的疾患の鑑別法

末梢神経障害

四肢の遠位部に左右対称性にしびれがあれば，いわゆる「手袋靴下型感覚障害（glove and stocking type）」であり，「多発神経障害（polyneuropathy）」を示唆する（図1）．しびれの境界は不明瞭で末梢ほど強く，通常は上肢よりも下肢に強い．運動障害を伴うことも多い．先行感染があって発症する Guillain-Barré 症候群が代表的である．

しびれの部位が一つの末梢神経支配に一致していれば「単神経障害（mononeuropathy）」を示唆し，しびれの境界は比較的明瞭である．頻度が高いのは正中神経，尺骨神経，大腿神経，腓骨神経障害である．単神経障害が複数の神経に多発していれば「多発単神経障害（multiple mononeuropathy）」であり，血管炎，膠原病などの可能性がある．外傷を契機として末梢神経の走行に沿った「焼けるような」しびれ，痛みを間欠的に生じる「カウザルギー（Causalgia）」と呼ばれる病態があり，正中神経，坐骨神経の領域に生じることが多い．

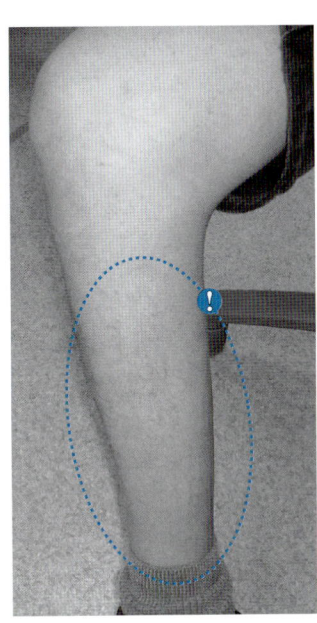

図1　下腿の筋萎縮（30代，男性．Charcot-Marie-Tooth 病）
多発神経障害により，下腿全体が萎縮している（囲み）．

糖尿病性末梢神経障害

「寝ていると足がびりびりする」とか「じんじんする」という訴えや，「虫が這っているように感じる」，「睡眠中によく足がつる」という訴えも多い．

しびれを訴える患者のなかでは，臨床的に糖尿病性末梢神経障害の頻度は高い．両下肢のしびれで発症することが多く，夜間に増強し，経過とともに上肢から体幹に広がっていく．通常は手袋靴下型の感覚障害を呈するが，単神経障害や脳神経麻痺（動眼神経麻痺，外転神経麻痺，滑車神経麻痺，顔面神経麻痺）を呈する場合もある．深部覚の障害で始まり初期には自覚症状がないので，糖尿病患者を診た時はしびれの訴えがなく

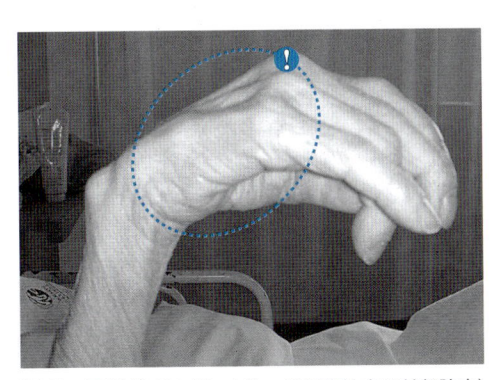

図2　下垂手（80代，女性．糖尿病性末梢神経障害）
橈骨神経麻痺により手関節の伸展ができなくなり，下垂手を呈している．尺骨神経麻痺による骨間筋と小指球の萎縮（囲み）も合併している．

ても，腱反射や振動覚を調べることが早期発見のために重要である．進行すると筋力低下や筋萎縮を伴い（図2），高度の大腿筋萎縮や自律神経障害を合併することもある．

手根管症候群

正中神経の手関節部における絞扼性神経障害であり，手のしびれを訴えて外来を受診する患者のなかではかなり頻度が高い．「朝方に母指から中指にかけてびりびりする」など特徴的な夜間痛の訴えがあり，肩痛をしばしば伴う．正中神経の支配領域である第4指中央より橈側，特に母指，示指，中指，母指球のしびれを訴え，手関節は越えない．人工透析，アミロイドーシス，リウマチ，粘液水腫などが原因疾患として重要であるが，実際には太った中年の女性や，反復的に手首を動かす職業の女性に多く，月経前や妊娠に関連して生じることもある．

診断には神経伝導速度検査で手根管部の伝導ブロックをみるが，手根管部（手関節掌側の正中付近）をハンマーで叩打して指先への放散痛をみる Tinel 徴候で簡単にスクリーニングでき，問診と合わせればほぼ診断がつけられる．手関節の安静やダイエットのみで，保存的に改善する症例が多い．一方で，進行すると母指球の筋力低下，萎縮を伴い「猿手」（図3）となってくるので，その前に整形外科へ紹介して手根管の開放術やステロイド局注などを検討してもらう必要がある（☞73ページ，問題1）．

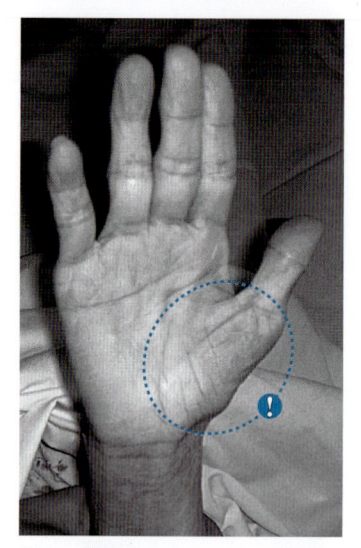

図3 猿手（70代，女性．手根管症候群）
正中神経麻痺により，母指球が萎縮している（囲み）．

肘部管症候群

尺骨神経の上腕骨内顆尺骨神経溝での絞扼性神経障害であり，尺骨神経の支配領域である第4指中央より尺側，特に小指，小指球のしびれを訴え，手関節を越えない．問診だけでは変形性頸椎症との鑑別が難しいこともあり，診断には神経伝導速度検査で尺骨神経溝部の伝導ブロックをみる．進行すると小指球，骨間筋の筋力低下，萎縮を伴い「鷲手」（図4）を呈する．

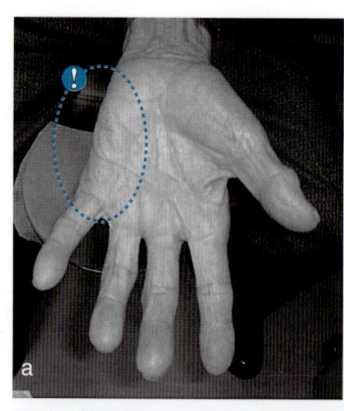

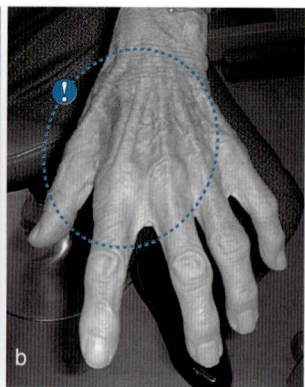

図4 鷲手（70代，男性．肘部管症候群）
a：手掌面，b：手背面．尺骨神経麻痺により，骨間筋の萎縮（b囲み）と小指球の萎縮（a囲み）がみられる．

外側大腿皮神経痛（meralgia paresthetica）

大腿正面から外側にかけての「ぴりぴり」，「びりびり」，「ひりひり」と表現される異常感覚で，若年～中年の女性に多い．「Roth-Bernhartd（ロス・ベルンハルト）症候群」とも呼ばれる．外側大腿皮神経が広靱帯を通って出てくる際に圧迫されて生じる絞扼性神経障害の一種で，時に激痛を訴える．肥満者だけでなく，きつい下着やジーンズによる圧迫でも生じる．圧迫を控える指導やダイエットにより多くは改善するが，原因のはっきりしないこともある．

脊髄障害

一側の前腕尺側，下腿外側などに限局するしびれや，体幹の横断性やジャケット型，帯状に分布するしびれがあれば，脊髄障害が示唆される．

変形性脊椎症，脊髄症，椎間板ヘルニアにより脊髄後根が障害された場合には，対応する髄節（デルマトーム）に感覚障害を生じる．横断性脊髄障害であれば，障害部以下のパンティーストッキング型の対称性感覚障害を呈し，通常は運動障害，膀胱直腸障害を伴う．

脊髄障害であれば髄節レベルの評価が重要であるが，肩はC_4，乳頭はTh_4，臍はTh_{10}，下腿外側がL_5，足底はS_1ぐらいを覚えておけば鑑別には十分である（C：頸髄節，Th：胸髄節，L：腰髄節，S：仙髄節）．

時に単神経障害と紛らわしいことがあり，特にC_6～C_7障害と正中神経障害，C_8～Th_1障害と尺骨神経障害は問診だけでは鑑別が難しいが，しびれの境界は単神経障害ほど明瞭ではなく，手関節を越えて中枢側にも広がる．「神経根痛（radicular pain）」と呼ばれる電気が走るような電撃的な疼痛が髄節に沿って出現すれば「神経根症候群」とも呼ばれ，咳やくしゃみで増強するのが特徴である．

診察室

しびれは年のせいです

しびれの診断はしばしば難しく，原因不明としてしまう場合も実際には多い．高齢者であれば「年のせいですよ」と言ってうやむやになっている症例も多いと思われるが，恥ずかしながら神経内科でも原因不明で「年のせいですよ」と言ってしまうことがけっこうある．

一部は絞扼性神経障害，循環障害，何らかの外傷の後遺症など，多彩な原因が隠れているのであろうが，高齢者であればいくつかの原因が複合している場合もあると思われる．高齢者では振動覚が軽度に低下していることは通常みられ，これはまさに「年のせい」であると考えている．

「検査しても特に異常はありませんので，心配ありません．年のせいでしょう」と説明すると，「年のせいとは何だー！」と怒る方や，腑に落ちないで怪訝そうな表情をする方がいる．「年のせいですよ」とは何科でも使われる便利な表現だと思われるが，頭部CT検査で年齢相応の脳萎縮がみられた場合に，「年齢相応の脳萎縮ですから，心配ありません」と説明するのと同様であろう．

閉塞性動脈硬化症

「足のしびれがある」というだけで，神経内科に閉塞性動脈硬化症の患者が紹介されてくることがしばしばある．正確な診断と治療方針決定のためには，血管外科などで血管造影検査や超音波ドプラ検査を行うのが望ましいが，問診と足背動脈を触知するだけでもスクリーニングができる．

問診では「少し歩くと足にしびれや痛みが起こり，休むと改善する」というような「間欠性跛行(intermittent claudication)」を確認することが重要である．足が冷たい，皮膚が青白いなどの随伴症状もみられ，多くは50歳以上の男性で糖尿病患者や喫煙者である．立ったままでも休めば症状が改善するのが，後述の腰部脊柱管狭窄症との鑑別点となる．

腰部脊柱管狭窄症

両下肢のしびれに加えて，腰痛，下肢痛を伴い，高齢者に多いが中高年の働き盛りの男性にも多い．閉塞性動脈硬化症と同様に間欠性跛行を呈することがあるが，立ち止まるだけでは改善せず，前かがみで少し休めば楽になり，再び歩けるようになるのが特徴である．軽症であれば内科的に治療することも多いが，正確な診断を行い，保存的治療か手術療法かの治療方針を決定するためには，整形外科への紹介が必要である．

脳血管障害

「半身にしびれがあると脳卒中かもしれない」と一般には考えられていて，「右手の小指先と右足趾の先がしびれるので，脳梗塞ではないか」のように訴えて，明らかに脳血管障害ではないのだが，心配して受診してくる方はかなり多い．一方で，意識障害がある患者では，痛覚刺激を加えた部位に逃避反応や苦痛表情が出るかどうかを観察することによって，中枢病変の有無や部位を推定できることもある．

視床の限局性障害では，一側の手掌と同側の口周辺部のみに感覚障害が起こり，「手口感覚症候群(cheiro-oral syndrome)」と呼ばれる状態を呈する．脳血管障害のなかでは比較的よくみられるが，知らないと口角と手掌のみのしびれなので脳血管障害を見逃す可能性がある(☞75ページ，問題2)．

また，視床出血(時に梗塞)の後遺症で，「視床痛〔Dejerine-Roussy(デジュリン・ルシー)症候群〕」と呼ばれ「じんじん」，「びりびり」，「ひりひり」と表現される，耐えがたい持続的な痛みを患側の半身に生ずることがある．

延髄外側梗塞によるWallenberg(ワレンベルグ)症候群では解離性感覚障害を生じ，対側の上下肢では温痛覚が低下しているが，振動覚・位置覚は正常である．亜急性連合性脊髄変性症などの脊髄後索障害で生じる解離性感覚障害では，温痛覚は正常であるが，振動覚・位置覚は低下している．

脳梗塞の発症から数カ月経ってしびれが強くなり，時に痛みを伴い，脳梗塞再発ではないかと心配して受診する患者をしばしば経験する．関節拘縮による場合もあるが，運動麻痺の悪化がなければ再発の可能性は低く，むしろ感覚障害の回復過程と考えられる場合が多い．

まとめ

　先日，両下肢のしびれ感を訴えて60代の男性が神経内科を受診してきた．他院にて糖尿病治療中であり，インスリン療法を10年以上受けていたが，主治医にはしびれについて訴えていないとのことであった．神経学的に診察すると，両下肢の腱反射低下，深部覚優位の感覚障害を認め，典型的な糖尿病性末梢神経障害と考えられた．説明すると，「糖尿病のコントロールは良好だから，神経障害がくるはずがない」と納得しなかった．腰椎MRIや末梢神経伝導速度検査も施行したが，糖尿病性末梢神経障害で間違いないと思われた．何年も糖尿病の治療を受けているのに，糖尿病性末梢神経障害について知らない患者は多い．一方で，過去に全く糖尿病を指摘されていない患者で，神経症候から糖尿病性末梢神経障害を疑って，空腹時血糖やHbA1cを調べて，重度の糖尿病を見つけることもある．

　しびれがあるというだけで神経内科に紹介されてくる患者は多い．しかし，実際には整形外科，血管外科，内分泌内科，婦人科，心療内科的な治療を要する患者が多く，神経内科的な専門治療を要する疾患はそれほど多くない．ストレスや神経症の転換型で，顔面や全身のしびれを訴える患者も最近多く，最初から適切な科へ紹介することが重要であることは言うまでもない．また，しびれを訴えたというだけで，ビタミンB_{12}（メチコバール®）やビタミンE（ユベラ®）が漫然と投与されている患者が多いが，まず適切な鑑別診断を行ってから投与していただきたい．

3 主訴別の患者の診かた

❷ めまいを訴える患者の診かた

問題 1

患者：77歳，男性．

現病歴：高血圧と糖尿病で内服治療中．3日前の昼食後，急にめまいとふらつき，嘔気が出現した．嚥下障害と左上下肢の温度覚低下も自覚したため近医を受診し，頭部CTを施行されたが異常ないと言われた．その後も症状が持続するため神経内科を受診した．

神経学的所見：意識は清明．軽度の構音障害と嗄声，右声帯麻痺を認めた．右眼裂が狭小化し，瞳孔は右2.0 mm，左3.0 mmだった．対光反射，輻輳反射は両側正常であった．眼球運動に制限はないが，注視方向性の回旋性眼振を認めた．咽頭挙上は左へ偏倚していたが，舌の偏倚や萎縮はなかった．四肢の筋力は正常だった．右顔面と左上下肢の温痛覚低下を認めたが，深部覚は両側とも保たれていた．指鼻試験，踵膝試験で右上下肢の失調が認められた．腱反射は正常で病的反射はなかった．

検査所見：頭部MRIおよびMRA像（図1，2，3）を示す．

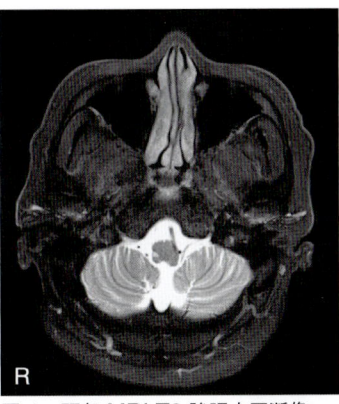

図1 頭部MRI T2強調水平断像
（延髄レベル）
R：右側

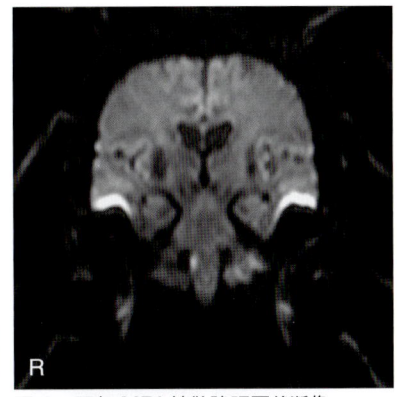

図2 頭部MRI 拡散強調冠状断像
（基底核・脳幹レベル）
R：右側

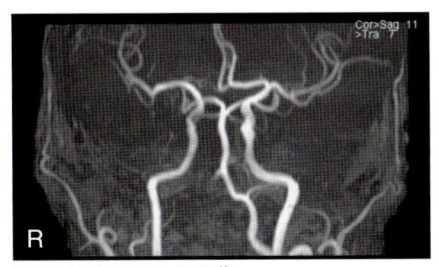

図3 頭部MRA 正面像
R：右側

1）神経学的所見，頭部MRIおよびMRA所見から，最も考えられる疾患は何か？

Ⓐ 小脳橋角部腫瘍　Ⓑ 脳幹出血　Ⓒ 延髄空洞症　Ⓓ 前庭神経炎　Ⓔ 延髄外側症候群

答え 1-1　E　延髄外側症候群

【解説】

　本症例は特徴的な神経所見から，画像所見がなくても延髄外側症候群（lateral medullary syndrome；Wallenberg症候群）と診断可能である．臨床的に頻度が高く，よく知られた症候群であるが多彩な神経症状を呈する．急性発症することが多く，前庭神経核の障害により嘔気，嘔吐，回転性めまい，眼振を，疑核の障害により嚥下障害，構音障害，嗄声を，孤束核の障害により味覚障害を呈する．しばしば後頭部痛やしゃっくりを伴い，呼吸障害がみられる例もある．

　顔面の温痛覚低下は，典型例では本症例のように三叉神経脊髄路および核の障害により病巣側顔面の温痛覚障害が認められるが，三叉神経脊髄路および核が障害されず腹側三叉神経視床路が障害され，病側と反対側顔面の温痛覚障害がみられる症例も多い．三叉神経脊髄路および核，腹側三叉神経視床路の両者が障害されて両側顔面の温痛覚障害を呈する症例や，両者が障害されずに顔面の感覚障害がみられない症例もある．顔面と四肢で感覚障害側が異なる場合は交叉性感覚障害と呼ばれる．

　また，本症例でみられた右側の縮瞳と眼裂狭小はHorner症候群であり，右交感神経下行路の障害，右上下肢の失調は下小脳脚の障害による．左上下肢の温痛覚低下は外側脊髄視床路の障害により，深部覚障害を伴わない温痛覚障害は解離性感覚障害と呼ばれる．

　延髄内側症候群〔medial medullary syndrome；Dejerine（デジュリン）症候群〕では，病変と同側の舌の麻痺と萎縮（舌下神経の障害），対側の上下肢麻痺（錐体路の障害），深部覚の障害（内側毛帯の障害）が特徴である．

　頭部CTでは延髄外側病変を描出することは困難であり，病巣の確認にはMRIが有用である．呈示したMRI T2強調像では右延髄外側部に明瞭な高信号域がみられ（図4），同部位は急性期には拡散強調像で高信号を呈している（図5）．MRAで左側の椎骨動脈と後下小脳動脈（PICA）は描出されているが，右椎骨動脈は脳底動脈との合流部より近位で途絶している（図6）．

　延髄外側症候群は，以前は後下小脳動脈の閉塞によると考えられていたが，椎骨動脈の閉塞による症例が多いことが明らかとなっている．高齢者では血栓によることが多いが，成人例では椎骨動脈解離による症例も多い．予後は比較的良好な症例が多いが，嚥下障害が残存し，経管栄養となる例や呼吸不全により死亡する例もある．

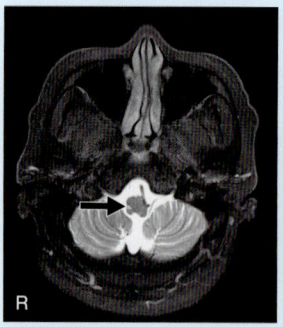

図4　頭部MRI T2強調水平断像（延髄レベル）
R：右側

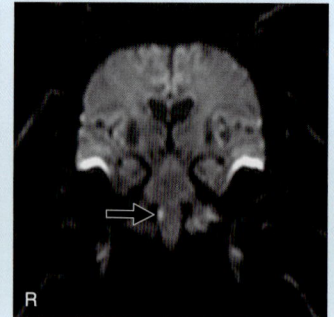

図5　頭部MRI 拡散強調冠状断像（基底核・脳幹レベル）
R：右側

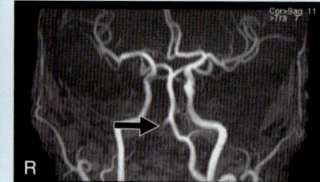

図6　頭部MRA 正面像
R：右側

文献

1) 若山吉弘：Wallenberg症候群. 神経症候群I, 領域別症候群シリーズ 26. 日本臨牀別冊, pp88–89, 1999.
2) 早川俊明：脳橋，延髄障害の臨床的研究. 名古屋医学 **76**:381–403, 1958.
3) Kim JS, et al: Pattern of sensory dysfunction in lateral medullary infarction: Clinical-MRI correlation. Neurology **49**:1557–1563, 1997.

3 主訴別の患者の診かた

2 めまいを訴える患者の診かた

「めまい」という訴えはかなり曖昧な表現であるが，最もありふれた愁訴の一つである．「目が回る」，「目がくらむ」，「ふらふらする」など多彩な自覚症状を患者は一様に「めまい」と訴える．めまいを訴えたというだけで神経内科に紹介されてくる患者が多いが，めまいの原因には耳鼻科疾患も多いことは言うまでもなく，脳外科疾患，精神疾患，眼科疾患，貧血，循環器疾患，いわゆる自律神経失調症や更年期障害，栄養失調，脱水，薬剤性など多岐にわたり，すべての診療科に関連するといっても過言ではない．めまいの原因は不明であることも多いが，生命にかかわる重大な病態が関連している可能性もあり，慎重な対応が必要である．

めまいの鑑別には誘発眼振検査（頭位変換眼振検査）や聴力検査などの耳科的検査，重心動揺検査などの平衡機能検査が必要であるが，詳細は成書に譲り，本書では外来での簡単な鑑別のコツについて述べてみたい．

めまいの病態

平衡機能をつかさどる「迷路」は「蝸牛」とともに「内耳」を形成している．迷路とその求心路である前庭神経および脳幹に存在する前庭神経核までを「末梢前庭系」と呼び，それより上位の中枢経路を「中枢前庭系」と呼んでいる．

末梢前庭系の障害で起こるめまいは「末梢性めまい」と呼ばれ，回転性めまいを訴え，眼振を認め，蝸牛症状（耳鳴り，耳閉感，難聴など）を伴うことが多い．中枢前庭系の障害による「中枢性めまい」の多くは浮動性めまいであり，一般に眼振や蝸牛症状は伴わない．

問診の重要性

めまいを訴えて受診してくる患者に対しては，訴えるめまいが具体的にはどのような症状なのかをしっかりと問診して，本当の意味を明らかにすることがめまいの正しい診断のためにまず重要である．問診で緊急性があるかどうかを鑑別し，障害部位をある程度鑑別しなければ，重大な見落としをしかねない．めまいと聞いただけですぐに耳鼻科や神経内科に紹介したり，一方で十分な問診もせずに血圧のせいなどと判断するのは危険である．

特に経過が急性であるか慢性であるか，症状は発作的に生じるのか持続するのか，頭位と関連するか，蝸牛症状を伴うかを慎重に問診する．急性発症であれば，脳血管障害は常に鑑別しなければならない．蝸牛症状を伴う場合は，原則として末梢性めまいである．ま

た歩行時に一側に偏倚する傾向があれば，偏倚する側の片側性迷路障害であることが多い．

めまいの性状は大きく分けて，「回転性めまい(vertigo)」，「浮動性めまい，または動揺感(dizziness)」，「眼前暗黒感(presyncope)，または失神(syncope)」がある．必ずしも単独ではなく，2つ以上の性状が混在したり，経過とともに変化することもある．

回転性めまいは，自己ないし周囲が回転する感覚で「真性めまい」とも呼ばれる．眼振を伴うことが多く，「天井がくるくる回る」と訴えることが多いが，「前後に倒れそうになる」，「地面がせり上がってくる」，「周囲が傾く」などの訴えも回転性めまいであることが多い．

浮動性めまいは，非回転性で「偽性めまい」とも呼ばれる．「体がふわふわする」とか「雲の上を歩いているような感じ」と訴えることが多い．背景や原因疾患は多様で，鑑別が困難であることも多い．

眼前暗黒感は，いわゆる「立ちくらみ」の状態が含まれる．「失神型めまい」と呼ばれることもあり，失神とめまいの中間的な症候であり，「ふわっとなって意識が遠くなる」とか「目の前が真っ暗になる」と訴える．「失神」は脳血流の低下による一過性の意識消失であり，いわゆる「脳貧血」と呼ばれる状態である．

ほかにも，歩行障害や過労，ストレスによる疲労感，脱力感をめまいと訴える患者が意外と多い．

所見のとり方

めまいを鑑別するためには，運動失調と眼振の有無を検査することが重要である．外来で手軽にできる運動失調と眼振の所見のとり方についてコツを解説したい．

運動失調の診かた

めまいを訴える患者において運動失調が認められれば，中枢性めまいの可能性が高い．運動失調は大きく手足の失調（四肢失調）と体軸の失調（体幹失調）に分けられるが，小脳性の構音障害や眼球運動障害も広い意味で失調ととらえられる．立位や歩行時の姿勢やふらつきを観察することが体幹失調や平衡障害の有無を判断するために非常に重要であるので，めまいがひどくて立てない場合を除き，入室時からよく観察していただきたい．

■ 四肢失調の検査

四肢失調の検査としては，上肢では「指鼻試験(finger-nose test)」（図1），下肢では「踵膝試験(heel-knee test)」（図2）がよく知られている．いずれの検査も，患者には最初はわかりにくいので，実際に患者の手や足を持って，指示した動作となるように検者が他動的に動かしてからやるとよい．

■ 体幹失調の検査

体幹失調の検査としては，「Romberg（ロンベルク）テスト」がよく知られている．まず開眼した状態で両足をそろえて立位をとり，体幹の動揺を観察し，次いで安定していること

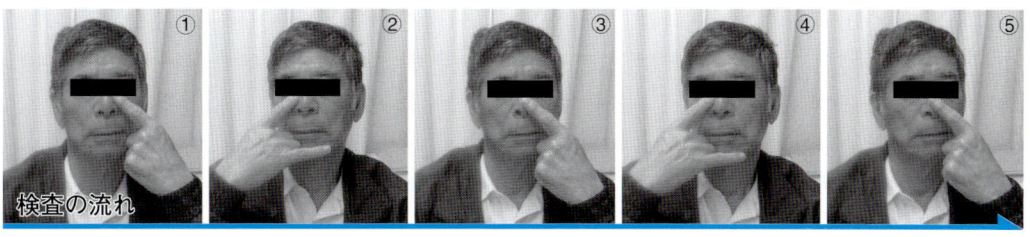

図1　指鼻試験(70代，男性．遺伝性脊髄小脳変性症．両側の失調がある)
「手を水平に外側に伸ばして，人差し指で鼻の頭を触る動作を繰り返してください」と指示して，手の動きの正確性，振戦の有無などをみる．最初は開眼してやってもらい，次いで閉眼で検査する．

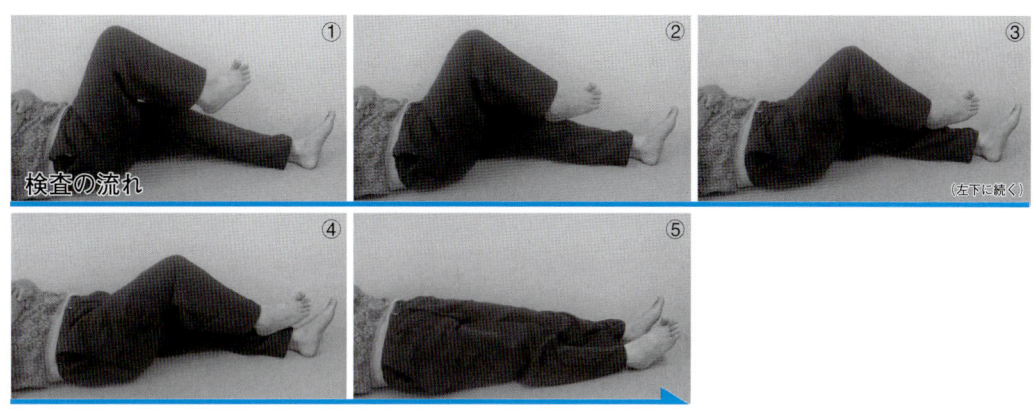

図2　踵膝試験(60代，男性．脳幹梗塞．右側の痙性麻痺と体幹失調がある)
背臥位で「片方の足を上げてから踵でもう一方の膝を叩き，踵を向こう脛に沿って降ろして，足をもとの位置に戻してください」と指示する．

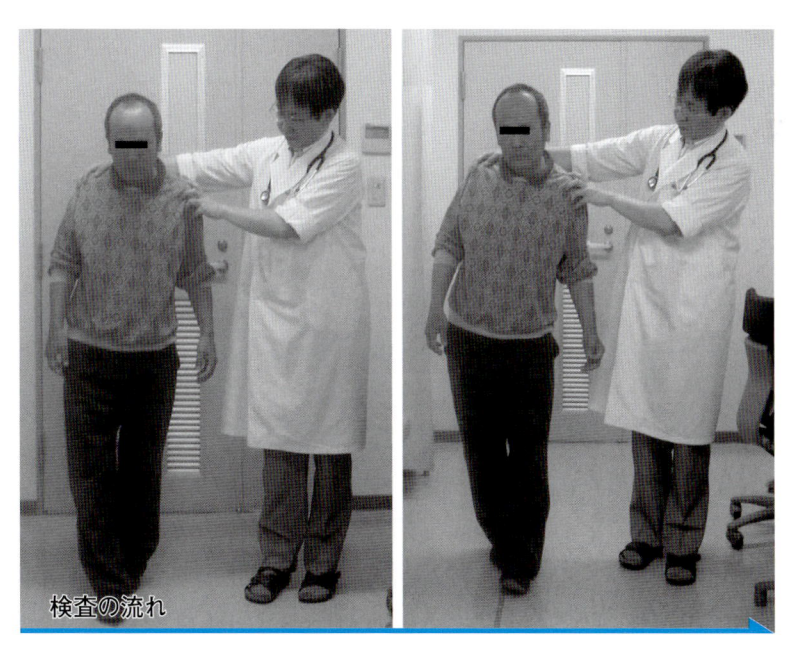

図3　継ぎ足歩行テスト(図2と同一患者)
「一方の踵を他方の足の爪先につけるようにして，直線上を継ぎ足で歩いてください」と指示して，体幹の動揺を観察する．

を確認してから閉眼し，体幹の動揺を観察する．動揺が強く立っていられない場合，閉眼で動揺が増強する場合を陽性とする．深部感覚障害や前庭迷路障害で陽性となり，小脳性運動失調では陰性（開閉眼にかかわらず動揺が強い）である．片側性の前庭迷路障害では，高度障害でなければ陽性とはならない．Rombergテストで陰性でも，両足を前後に一直線にして起立位をとる「Mann（マン）テスト」や「継ぎ足歩行（tandem gait）」（図3）で陽性所見（体幹の動揺）がみられることもある．

眼振の診かた

眼振が認められれば，先天性眼振を除いて患者は必ずめまいを自覚している．しかしながら，「眼振がないからめまいはない」とはいえない．眼振の詳細な観察にはFrenzel眼鏡を用いたり，懸垂頭位での観察が必要であるが，通常の外来では対座法により目標物を注視させ，注視眼振が生じるかのスクリーニングを行う．

注視眼振の検査法は被検者の30 cmほど前方で検者の指かボールペンなどを注視させ，対象を左右，上下に動かして追視させる．基本的には脳神経系の診察をする際に眼球運動を診察する方法と同じであり，眼球運動障害や複視の有無も同時に検査できる．眼球がスムーズに動くかを観察することも重要である．注視時に一方向性水平性眼振（右方視でも左方視でも同じ方向へ向かう眼振）がみられれば，まず末梢性めまいと考えてよい．垂直性の眼振や注視方向性眼振（右方視でも左方視でも注視した方向へ向かう眼振）がみられれば，脳幹，小脳障害が示唆される．

眼振には通常，急速相と緩徐相がある．末梢性めまいでは緩徐相の側に障害があることが多いが，発作中と回復期で反転することもある．眼振に急速相と緩徐相がなければ，先天性の眼振であることが多い．

代表的疾患の鑑別法

回転性めまい

■ Ménière（メニエール）病

回転性めまいの代表的疾患で発作性，反復性に出現し，蝸牛症状，嘔気，嘔吐を伴う．難聴は通常一側性である．迷路の内リンパ水腫が原因と推定され，めまい症状は数分～数時間持続するが，2日以上継続することはない．一般にもよく知られた病名で，「めまいがあるとメニエール」と思っている方もいるが，頻度的にはそれほど高くはない．

診断には問診に加えて聴力検査などの耳科的検索が必要である．安静や抗不安薬，利尿薬，抗めまい薬の投与により次第に改善するが，ストレスや疲労で再発，反復するのが特徴である．再発を繰り返すと難聴を残すこともあるため，予防を含めて定期的な観察，生活指導が必要である．

鑑別のポイント

・以前にも同様の回転性めまいを経験していることを問診で明らかにする．

- 頭位や体位の変換によらずに持続的にめまいが生じること，耳閉感や耳鳴りを伴っていることが明らかになれば，可能性は高い．

■ 突発性難聴

一側の高度難聴に，耳鳴り，めまいを伴う．比較的急性に発症するが，Ménière病と異なり発作を繰り返すことはない．生命にはかかわらないが早期診断・早期治療が重要な疾患であり，適切な治療により難聴の改善度は有意に高くなる．原因はウイルス感染や循環障害と推定されている．

鑑別のポイント 以前に同様の症状を経験していないこと，難聴や耳閉感の自覚があること，頭位や体位の変換によらず持続的にめまいが生じることを問診で明らかにする．

■ 前庭神経炎

比較的急性発症し，激しい回転性のめまいを訴え，嘔気，嘔吐，平衡障害を伴う．めまいはMénière病に類似するが蝸牛症状は伴わず，症状は1日以上続き，時には数カ月に及ぶ．原因には内耳の何らかの感染が推定されている．

鑑別のポイント
- 問診で，めまいが頭位や体位の変換によらずに生じること，持続的に生じること，蝸牛症状を伴わないことを明らかにする．
- 約半数の症例に上気道感染症状を伴う．
- 脳幹や小脳の血管障害と症状が類似するので，画像診断を含めた鑑別が重要である．

■ 良性発作性頭位めまい症

良性発作性頭位めまい症（benign paroxysmal positional vertigo：BPPV）は，特定の頭位をとった時にめまいが誘発され（「めまい頭位」と呼ばれる），回転性めまいのなかでは最

診察室

くずかごの中の地雷

めまいの原因の多くは良性疾患であり，経過観察や対症療法で次第に改善するが，頻度は低いが見逃してはならない疾患が隠れていることもある．症状の程度と原因疾患の重症度は相関しないことが多く，末梢性めまいのほうが，生命に危険がある中枢性めまいより重篤感があることも多い．一方で，全身倦怠感や頭重感などの不定愁訴とともにめまいを訴えることや，更年期障害に伴ってめまいを訴えることも多いため，「めまいは放っておいてもいずれ治る」，「めまいは病気のくずかご」ともいわれる．しかしながら，めまいには「くずかごの中の地雷」と考えられる，見落とすと死に至る症例がある．複視や構音障害，失調など脳幹・小脳症状を伴っていれば見落とすことはないであろうが，時に明らかな神経症候を伴わないのに脳幹や小脳に病変が生じている症例がある．筆者の経験上，「突然に発症して頭痛を伴うめまい」は神経診療のなかで最も怖いことを強調しておきたい（脳幹梗塞，小脳出血，くも膜下出血が隠れている！）．

も頻度が高い．寝返りを打ったり，前かがみになったり，起き上がった時などの頭位変換時に出現し，じっとしていれば30秒程度で，長くても2～3分以内には治まる．頭位変換からめまいの出現までに数秒の潜時があるのが特徴である．頭位変換を繰り返すと，めまいは次第に改善する．一側の耳石器の部分障害により生じると推定され，外傷が原因のこともあるが，特定の原因が明らかでない場合も多い．高齢者に限らず，若年者にもみられる．蝸牛症状は伴わない．

鑑別のポイント めまいが必ず頭位や体位の変換によって生じること，一過性で改善することを問診で明らかにし，潜時をもって出現する眼振を確認する．

浮動性めまい，または動揺感

■ 椎骨脳底動脈血流不全症

椎骨脳底動脈血流不全症（vertebrobasilar insufficiency：VBI）は一過性の脳虚血によるもので，浮動性めまいのことが多いが回転性めまいのこともある．高齢者のめまいのなかでは最も頻度が高いと思われるが，実際には原因不明のめまいも含めて広い意味で使用されている．意識を保ったまま急に倒れる脱力発作も稀にはあるが，このような場合には失神を鑑別することが治療上，重要である．

構音障害，複視，運動失調などの脳幹・小脳症状を一過性に伴っていれば，一過性脳虚血発作（transient ischemic attack：TIA）と診断する．椎骨脳底動脈系のTIAでは後に重篤な脳幹・小脳梗塞を発症してくることもあるので，注意が必要であり，めまい発作中の局所神経症状の有無についての問診が重要である．

鑑別のポイント
・椎骨脳底動脈系の動脈硬化のある患者や高齢者に多く，高血圧や糖尿病，脂質異常症など脳卒中の危険因子を伴っている症例が多い．
・めまい発作時には注視方向性眼振がみられ，自覚的なめまいが消失してからもしばらく認められる傾向がある．

■ 脳血管障害

めまいを訴えて受診する患者で，脳血管障害は常に鑑別しなければならない疾患である．

延髄外側梗塞によるWallenberg症候群では前庭神経核も障害されるので，病初期には回転性めまいが必発する．橋外側部が障害される上小脳動脈症候群や前下小脳動脈症候群でも回転性めまいを生じるので，これらの脳幹障害による回転性めまいを内耳性めまいと誤らないことが重要である．しかし，病初期にはしばしば鑑別が困難であり，他の脳幹症状の有無について注意する．また，椎骨脳底動脈系の血管障害によるめまいの場合は頭痛や頸部痛を伴うことが多いので，問診でその有無を確認する．脳幹・小脳に病変があれば，病巣側を下にした側臥位をとる傾向がある（内耳疾患では病巣側を上にした側臥位をとる傾向がある）．

小脳出血では回転性めまいに加えて後頭部痛を訴えることが多い．運動麻痺はないが，小脳失調，構音障害を伴う．

> **鑑別のポイント**
- めまい以外の神経症候（特に複視などの脳神経症状，構音障害，失調）を見逃さない．
- 脳幹梗塞は頭部 CT 検査では異常が出ない場合が多いので，「CT 検査で異常がなかったから脳血管障害ではない」と判断するのは危険である．

眼前暗黒感または失神

■ 起立性低血圧

　いわゆる立ちくらみであり，疲労時には健常者でもみられるが，原因は神経変性疾患を含めて，貧血，自律神経失調症，糖尿病性神経障害など多岐にわたる．代表的な神経変性疾患としては，Parkinson 病と多系統萎縮症（Shy-Drager 症候群）がある．

　簡便な検査方法としては臥位と立位の血圧測定があるが，その際は脈拍の変化にも気をつけなければならない．臥床 10 分後，起立直後，起立 10 分後に血圧と脈拍を測定する「Schellong（シェロング）試験」が有用である．健常者では立位で血圧がやや上昇する傾向があるので，立位において収縮期血圧が 20 mmHg 以上低下すれば起立性低血圧が疑われ，加えて 20 回/分以上の脈拍数増加を伴っていれば，脱水や循環血液量の減少が疑われる．

> **鑑別のポイント**
- 通常は，臥位または座位から起立した際に生じる．
- めまいとともに，動悸や冷汗があったとか，周囲から「顔面が真っ青だった」と言われたなどの情報があれば，血圧低下が原因であることが示唆される．

■ 血管緊張低下性失神（血管迷走神経反射性失神）

　不安・恐怖，疼痛，高温，空腹，疲労などのストレス環境下で生じ，失神のなかで最も頻度が高い．迷走神経刺激により血圧低下と徐脈を呈する．若年者に多く，朝礼中に女性が倒れるのはほぼこのタイプの失神である．臥位をとっていると徐々に意識は改善してくる．失神時に痙攣を伴うことがあり，「てんかん」と誤診されることがあるが，立位で顔面が蒼白となって意識を失い転倒したという経過であれば，このタイプの失神である可能性が高い．

> **鑑別のポイント**
- 必ず立位か座位で生じ，あくび，冷汗，嘔気に引き続いて顔面蒼白となり，意識レベルが低下して崩れるようにしゃがみこむ．
- 診察時には回復していることが多いので，診断には問診が重要である．

■ 自己受容器障害性めまい

　原因不明のめまいのなかで比較的頻度の高いものであり，Barre-Lieou（バレー・リエウ）症候群とも呼ばれる．頭頸部の外傷やむち打ち損傷，変形性頸椎症などにより頸部交感神経が刺激されて起こるとされる．消炎鎮痛薬や筋弛緩薬，抗不安薬の投与に加えて，牽引療法や温熱療法などの保存的治療が試みられるが，難治性で遷延する症例が多い．

> **鑑別のポイント**
> - 眼振などの他覚所見には乏しいため，診断には除外診断と問診が重要である．
> - 後頭部〜後頸部の筋緊張を伴う痛み，耳鳴り，視力調節障害，体のふらつきを訴えることも多い．

その他のめまい

■ 薬剤性のめまい

　降圧薬内服による低血圧，βブロッカー内服による徐脈により，眼前暗黒感や失神を伴うめまいを生じることがある．また，高齢者では降圧薬内服中に起立性低血圧が出現することがある．そのほか，中枢神経系の抑制作用がある抗不安薬，睡眠薬，抗うつ薬，抗てんかん薬，鎮痛薬の内服によりめまいを生じる場合もある．最近では少なくなったが，アミノ配糖体系抗生物質（特にストレプトマイシン，カナマイシン）により内耳障害を呈してめまいを生じることがある．

> **鑑別のポイント** 浮動性のめまいや眼前暗黒感を訴えることが多い．薬剤性を疑って服用中のすべての薬剤を確認することが重要である．

■ 心原性のめまい

　房室ブロック，徐脈・頻脈症候群などの不整脈で失神発作やめまいを生じることもあり，調律異常による失神は「Adams-Stokes（アダムス・ストークス）症候群」と呼ばれる．

> **鑑別のポイント**
> - 浮動性のめまいや眼前暗黒感を訴える患者では，必ず心電図検査を施行する．
> - 通常の心電図で異常がなくても，心原性のめまいが疑われる場合には，積極的にホルター心電図を施行する．

まとめ

　「今朝，急に意識が遠くなって倒れた」と30代の男性が内科から紹介受診してきた．全く既往症のない筋骨隆々の成人であったが，徹夜明けで仕事をしていて意識を失ったとのことであった．「最近忙しくて，疲れと寝不足のせいです」と本人が言っていたので，疲労による血管迷走神経反射だろうというのが第一印象であった．

　神経学的所見，頭部CT所見に異常はなく，脳波検査を予約して様子をみようと思っていたら，急に嘔気を訴えて診察室で大量吐血した．胃潰瘍からの出血による貧血であった．めまいを訴えると中枢神経疾患か耳鼻科疾患と考えられがちであるが，めまいや意識消失のため神経内科に紹介される患者のなかで，不整脈によるめまい，心原性失神，貧血の患者はかなり多い．めまいの原因は多岐にわたり，一般臨床では中枢神経疾患がめまいの原因である頻度はむしろ低い印象もある．

　めまい患者を問診していると，非常に詳細に症状や経過を語る患者や，神経質な患者，めまいの内容がうまく説明できずにまわりくどく話す患者など多彩である．概して，その自覚するめまいが重篤で何とかしてほしい旨を淡々と訴え，中枢神経疾患を心配する傾向がある．「検査では異常ありませんから，心配ありません」と言っても納得しない患者は多いが，めまいは心理的な要因によっても改善したり悪化したりするので，患者の訴えにできるかぎり理解を示すことも重要である．

3 主訴別の患者の診かた

❸ ふるえを訴える患者の診かた

問題1

患者：72歳，男性．

現病歴：数年前から不眠と便秘があり，近医にて睡眠導入剤，緩下剤を処方されているが，ほかに特記すべき既往や治療中の疾患はない．1年半ほど前より左手のふるえを指摘されていた．最近，左下肢にもふるえが出現し，歩きにくさも自覚したため受診した．

神経学的所見：意識は清明だが，顔貌は仮面様で，座位では身体が左に傾いていた（図1）．構音障害はないが，小声で単調な話し方だった．四肢筋力や深部反射は正常で，病的反射は認めなかった．安静時に左上下肢の振戦を認め，左上下肢に中等度，右上下肢に軽度の筋強剛を認めた．歩行は小刻みで，軽度のすくみ足を認めた．

検査所見：MIBG心筋・交感神経シンチグラフィ像（図2）を示す．

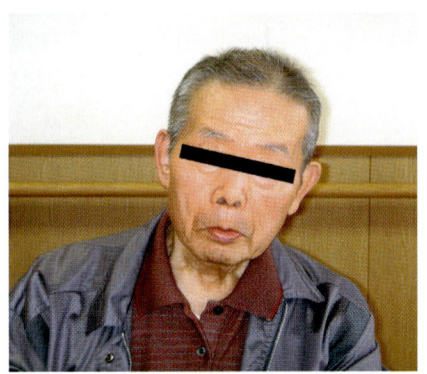

図1　仮面様顔貌と左への傾斜姿勢（斜め徴候）

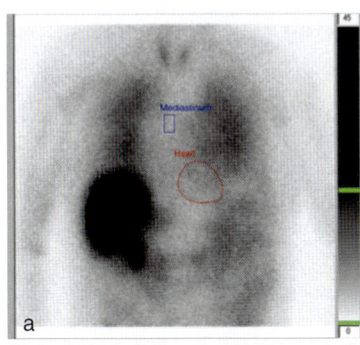

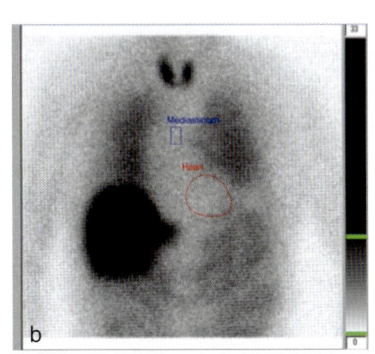

図2　MIBG心筋・交感神経シンチグラフィ像
a：早期像H/M比1.39，b：後期像H/M比1.13，正常カットオフ値は2.0，washout ratio ＝ 43.8%

1) この疾患でしばしば認められる症候はどれか？ 2つ選べ．

Ⓐ 動作緩慢　Ⓑ 眼球運動障害　Ⓒ 感覚障害　Ⓓ 運動失語　Ⓔ 姿勢反射障害

答え 1-1　**A** 動作緩慢　　**E** 姿勢反射障害

【診断】Parkinson 病

【解説】

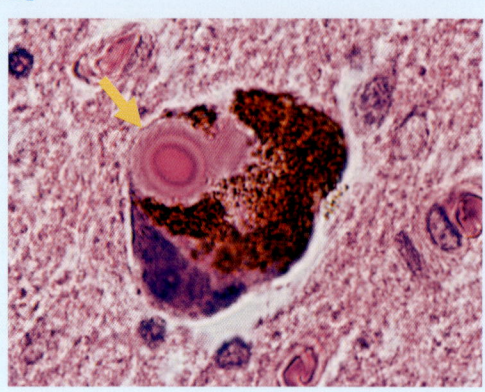

図3　Parkinson 病患者の脳幹（黒質）にみられた Lewy 小体（矢印）
ヘマトキシリン・エオジン染色, 100 倍

　Parkinson 病は50歳以降に発症することが多く，①手足がふるえる（振戦），②筋肉がこわばる（筋強剛），③動作が遅くなる（動作緩慢），④転びやすい（姿勢反射障害）などの運動症状（いわゆるパーキンソニズム）が緩徐に進行する．片側の安静時振戦で発症する症例が多いが，歩行障害や動作緩慢で発症する症例もあり，症状がいつ始まったのか本人が気づいていない例も多い．図1に示したような表情が乏しい仮面様顔貌（masked face）と，膏顔（salve face または oily face）と呼ばれる脂ぎった光沢のある皮膚を呈する．通常は眼球運動障害や感覚障害は認められない．座位では身体が一方に傾く「斜め徴候（Pisa 症候群）」がしばしばみられるが，患者には斜めになっている自覚がない．失語症状は通常認められないが，小声で抑揚がなく，ぼそぼそとした聞き取りにくい単調な話し方を呈する．非運動症状と呼ばれるさまざまな全身症状（便秘，起立性低血圧，頻尿，嗅覚低下），精神症状（不眠，うつ，認知症）も合併し，しばしば運動症状の発症に先行する．有病率は，人口10万人に対し150人程度と考えられているが，人口構成の高齢化に伴って患者数は増加傾向である．

　Parkinson 病では頭部 CT や MRI，脳血流シンチグラフィの所見に通常は異常を認めないが，自律神経障害を反映して MIBG 心筋・交感神経シンチグラフィにおける心筋集積低下が認められ，診断に有用である（図2）．臨床的に左右差のある安静時振戦とパーキンソニズムを呈し，レボドパの効果が認められれば，まず Parkinson 病と考えられる．パーキンソニズムを呈する他の神経変性疾患（多系統萎縮症，進行性核上性麻痺，大脳皮質基底核変性症など），症候性 Parkinson 症候群（脳血管性，薬剤性など）などとの鑑別が重要である．病理学的には中脳黒質のドパミン作動性神経細胞の変性，Lewy 小体の出現が特徴である（図3）．

　治療は減少したドパミンの補充を目的としたレボドパの投与が基本となるが，長期経過例ではその効果が減弱し，血中濃度の変化に応じた症状変動（ウェアリング・オフ現象），ジスキネジーなどの不随意運動が問題となる．近年では，レボドパの内服量を減らし，早期から補助薬を併用することが治療ガイドライン[1]で推奨され，ドパミン受容体刺激薬，ドパミン放出促進薬，ドパミン分解阻害薬などの併用治療で病態の進行や副作用の出現を抑制するだけでなく，レボドパの効果を長期間持続させることが可能となっている．内服治療でコントロール困難な症例では，外科的治療法である深部脳刺激法（deep brain stimulation：DBS）も検討される．

文献
1) 日本神経学会（監修），「パーキンソン病治療ガイドライン」作成委員会（編）：パーキンソン病治療ガイドライン 2011. 医学書院, 2011.

3 ふるえを訴える患者の診かた

「ふるえ（震え）」という愁訴は神経内科領域では比較的多く，中枢神経疾患を心配して受診する患者が多い．神経学的には「振戦（tremor）」を指し，不随意運動のなかでは最も頻度が高い．生命にかかわる重篤な病態が隠れている頻度は低いが，日常生活において問題となっている場合が多く，適切な対応を行うことが患者のQOLの面からも重要である．

本節ではふるえを訴える患者の問診法と視診での観察点について解説し，日常診療で頻度の高い鑑別疾患について鑑別のコツを概説したい．

振戦の分類と責任病巣

振戦は，最も強く出現する状況から「安静時振戦（resting tremor）」と「動作時振戦（action tremor）」に大別される．

安静時振戦は「静止時振戦」とも呼ばれ，Parkinson病に伴ってみられることが多い．上肢であれば，手を膝の上に置いて，リラックスした状態が最も出現しやすい．責任病巣は主として，大脳基底核と推定される．

動作時振戦は，ある一定の姿勢や肢位を保とうとして筋を緊張させた時に出現する「姿勢時振戦（postural tremor）」と，随意的な運動時に出現する「運動時振戦（kinetic tremor）」に分けられる．両者が混在することもあるが，目標物に達した際に振戦が停止すれば運動時振戦が，目標に達してもふるえが激しい場合は姿勢時振戦が主体である．運動時振戦のなかでも，目標物に近づくとより強くなる振戦を「企図振戦（intension tremor）」と呼ぶ．高度な例では示指を左右から合わせるように指示すると，フェンシングをしているように手

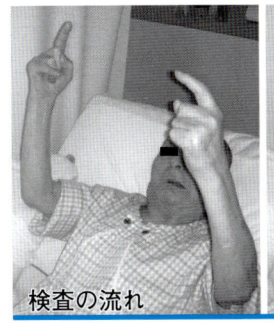

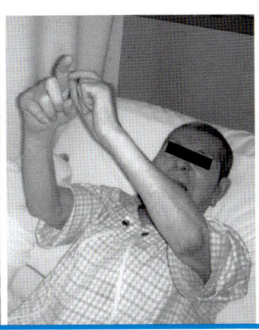

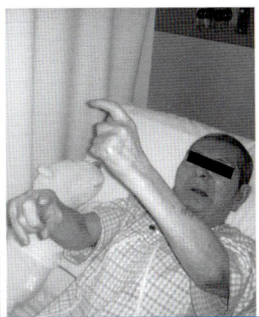

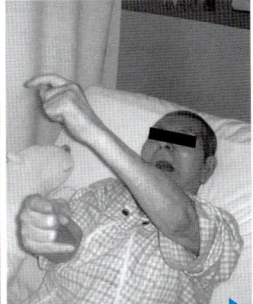

図1　決闘者徴候（70代，男性．脊髄小脳変性症）

指が回転し激しくふるえるため，「決闘者徴候」とも呼ばれる(図1)．姿勢時振戦は主として中脳の赤核と延髄の下オリーブ核の障害，運動時振戦は小脳の障害が責任病巣として推定されるので，これらを鑑別することにより責任病巣をある程度鑑別することもできる．

問診でたずねること

振戦は「ふるえる」と訴えられることが多いが，「痙攣する」，「ぴくぴくする」，「ぶるぶるする」と訴えられることもある．振戦以外の不随意運動（ミオクローヌスやバリスム，ジストニーなど）を「ふるえる」と訴えることもあるので，患者が訴えるふるえの内容が振戦を指すのか，それ以外の症候を指すのかをまず鑑別しなければならない．そのためには問診よりも後述の視診が重要である．

問診では体のどこが，どのように動くのかをたずねる．ふるえの部位で最も多いのは手であるが，足，頸部，下顎，声のふるえを訴える患者もいる．また，ふるえがいつから始まったか，どのような時に出現するのかをたずねる．

視診で観察すべきこと

視診では，ふるえの部位とその性質（振幅と周期）を観察する．振幅は粗大か(coarse tremor)，微細か(fine tremor)を観察するが，その区別には明確な定義があるわけではない．近くで見てわかる程度の細かい振戦か，一見してわかる粗大な振戦かなど，視診での印象が重要である．同様に，周期（振動数または周波数）を正確に計測するためには表面筋電図が必要であるが，外来では速いか遅いかを視診で大まかに判断すれば十分である．見慣れればだいたいの周期は視診で判断でき，Parkinson病にみられる比較的遅い振戦は6〜8 Hz程度（1秒間に6〜8回振動する）で粗大であり，本態性振戦などでみられる速い振戦は10〜12 Hz程度で微細である．左右差をみることも重要であり，Parkinson病や書痙以外では左右差は目立たないことが多い．頸部の振戦は，頸部の回転運動を示し首を横に振るタイプの「否定振戦（いやいや型）」と頸を縦に振るタイプの「肯定振戦（うなずき型，よしよし型）」がある．

ふるえの鑑別には安静時の観察に加えて，姿勢保持時，動作時，指鼻試験時の観察が重要である．姿勢時振戦は両上肢を肩の位置まで挙上し，指を伸ばしてまっすぐ前方に伸展した姿勢[Barré（バレー）肢位]で出現しやすい．両示指を胸の前で向かい合わせ，わずかに離して保持するという方法もある(図2)．安静時にみられなかった振戦が姿勢時に出現すれば，甲状腺機能亢進症や本態性振戦を疑う．小脳失調があると，伸展した手が上下に動揺する．動作時振戦は，ペンで紙に渦巻きを左右の手で描いてもらうとわかりやすく，渦巻きはギザギザになる(図3)．Parkinson病では，安静時振戦がかなり強くても渦巻きを描かせると，ふるえは止まる傾向がある．

指鼻試験は失調の検査として知られているが，振戦の評価法としても重要である．示指が鼻尖につくまでの間はふるえがなく，示指を鼻尖の少し前で保持した時にふるえが出現

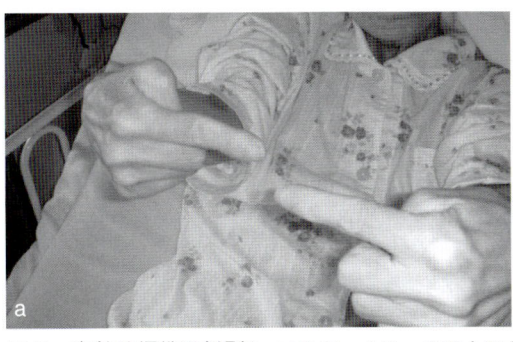

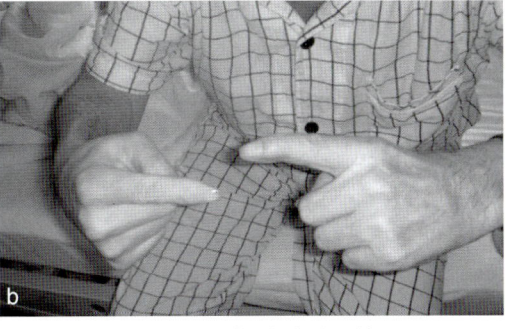

図2　姿勢時振戦の鑑別（a：70代，女性．脊髄小脳変性症，b：70代，男性．小脳梗塞後遺症）
両示指を胸の前で向かい合わせ，わずかに離して保持してもらうと，aは両側の姿勢時振戦が，bは右側の姿勢時振戦が認められた．

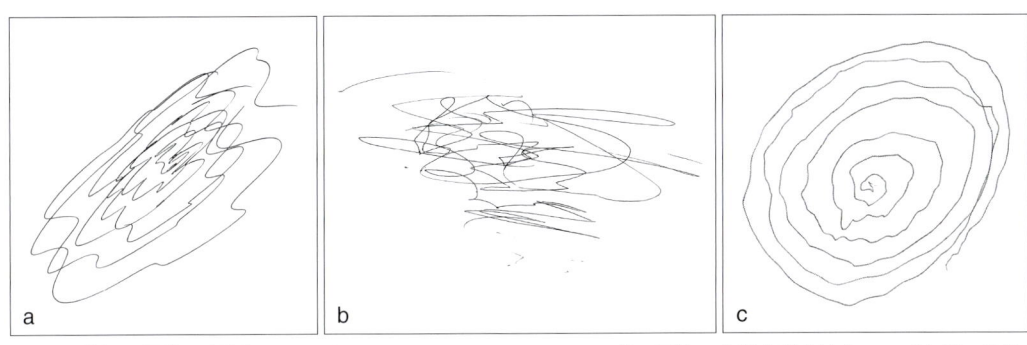

図3　動作時振戦の鑑別（a：50代，男性．本態性振戦，b：70代，男性．脊髄小脳変性症，c：80代，男性．老人性振戦）
ペンで紙に渦巻きを描いてもらうと，aは動作時の振戦が高度であり，bは高度の失調と企図振戦がみられ，cは振戦は軽度（内服治療でコントロール良好）であることがわかる．

すれば姿勢時振戦である．示指が鼻尖につくまでの間は上肢と指先がふるえ，示指が鼻尖につくとふるえが止まれば運動時振戦が疑われる．示指を鼻尖につけようとしても，つけられず，示指が頬や口唇を突いたり，鼻尖の周囲を不規則に行き来する場合は企図振戦が疑われる．

ふるえの鑑別疾患

問診表からふるえという主訴を見た時，まず念頭に置いて診察に当たらなければならない神経疾患はParkinson病，本態性（家族性，老人性）振戦である．神経疾患以外でも甲状腺機能亢進症や肝性脳症などの全身疾患に伴って出現する場合もあるので，注意が必要である．

Parkinson病

Parkinson病では特徴的な安静時振戦がみられ，「Parkinson性振戦（Parkinsonian tremor）」ともいわれる．「左手がふるえる」などのように一側の振戦を訴えて受診してく

ることが多い．母指に強い傾向があり，母指が示指，中指を摩擦し，「丸薬まるめ様振戦(pill-rolling tremor)」を示す．「パンを細かく砕く動作」,「羊毛を紡ぐ動作」,「お金を数える動作」とたとえられることもある．

振幅は比較的大きく粗大で，周期の遅い振戦である．振戦は下肢にもみられるが，頸部にみられることはあまり多くない．頸部の振戦を認める場合には，縦方向の肯定振戦であることが多い．振戦が高度な例では，座位でいすが揺れて音を発するほどにふるえる．精神的緊張により増強するが，意識すれば止めることも可能である．姿勢時には抑制され，睡眠中には消失する．動作時にも抑制されるが，歩行時には上肢の振戦は明瞭，粗大となることが多い．Parkinson病初期には安静時にのみ出現するが，発症から数年経過すると姿勢時や随意運動時にも出現するようになる．

Parkinson病でみられる安静時振戦は患者が意識したり，診察しようとすると止まることが多いので，問診中や患者の注意をそらした際に意識して常に観察することが重要である．また，暗算負荷により振戦は増強するので，患者に手を膝の上に置いて閉眼してもらい，「100から7を引くといくつですか？」,「では，もう一度7を引くといくつですか」と，次々質問をすると振戦が明瞭となることが多い．

鑑別のポイント

- 丸薬まるめ様の典型的な安静時振戦がみられれば，まずParkinson病と考えて間違いない．
- Parkinson病以外のParkinson症候群では，振戦はそれほど粗大でないことが多く，左右差も目立たない．

本態性振戦

本態性振戦(essential tremor)はふるえを主訴に神経内科を初診する患者のなかでは最も頻度が高い．「両手がふるえる」という主訴で受診する患者が多いが，「コップを持つと，ふるえて水がこぼれる」という訴えも多い．「『首がふるえている』とまわりから言われる」というように本人の自覚がなく，周囲からの指摘で受診する患者もいる．

振戦の振幅は粗大な症例もあるが，微細との中間程度のことが多く，周期は速い．振戦は上肢，特に手指の姿勢時振戦が主体であるが，頸部のみに限局する症例もある．頸部の

診察室：ふるえと痙攣

振戦のことを「痙攣」と訴える患者が比較的多いが，医師側としては「痙攣する」と訴えられると「てんかん」を連想してしまう．問診表に「手が痙攣する」,「昨日痙攣した」などと書いてあり，てんかんの疑いと先入観をもって問診していたら，すぐに振戦であることがわかったという経験がしばしばある．患者が「痙攣する」と訴えると「てんかんの疑い」と短絡的に考えて神経内科に紹介してくる先生もいるので，注意していただきたい．

一方で，単純部分発作のてんかん患者で振戦様の痙攣発作が持続することがある．このような症例では問診や視診だけでは生理的振戦と誤る可能性はあるため，運動障害や意識障害の有無を確認する必要がある．

回旋性の振戦はしばしば上肢の振戦に合併してみられ，時には下肢の振戦や声の振戦もみられる．頸部の振戦は横に振るタイプの否定振戦であることが多い．舌筋や喉頭筋にもしばしば振戦が出現し，特徴的な声の振戦が生じる．

大部分は40歳以降の発症であるが，若年者でもみられる．加齢とともに症状は悪化する傾向があり，周波数は減少するが，振幅は増大する．初期には姿勢時振戦のみであるが，経過とともに動作振時戦も呈し，巧緻運動障害を呈するようになる．ストレスや疲労，精神的緊張によって増強し，アルコールで減少する．またParkinson病の振戦と異なり，暗算負荷では増強せず，意識しても止められない．

治療にはβブロッカーが有効であるが，クロナゼパムやジアゼパムなどの抗不安薬の頓服が有効な場合もある．

本態性振戦は病理学的にも原因不明の疾患であり，筋強剛やパーキンソニズムを伴わないことが原則であるが，経過とともにParkinson病を発症する危険性が健常者と比べて有意に高いといわれ，両者が混在することもある(Parkinson disease-essential tremor complex)．

約半数に遺伝性がみられ，その場合は「家族性振戦(familial tremor)」とも呼ばれるが，症状的には本態性振戦と変わりない．常染色体優性遺伝を示し，発症も思春期〜青年期であることが多い．また，高齢者でみられる場合は「老人性振戦(senile tremor)」とも呼ばれる．症候的には本態性振戦と変わりないが，頸部の振戦が目立つ症例が多い．

鑑別のポイント

- 姿勢時の振戦，動作時の振戦が唯一の症状である．
- 振戦以外に筋強剛などの神経学的所見は認めないが，振戦が強い場合には診察室に入ってくると一目でわかる場合もある．

書痙

「書痙(writer's cramp)」は書字の際に出現する振戦の一種であり，局所性の動作性ジストニーと解釈されることもある．「字を書く時に手がふるえる」，「書字の際に手が硬直する」という主訴で受診することが多い．書字行為により手指，手関節，前腕部に異常な筋緊張が出現するために書字が困難となるが，箸の使用，コップの保持，ねじを回す動作などで出現することもある．日常的に字を書く成人や，手の巧緻性が要求される職業に従事する人(音楽家，タイピスト，キーパンチャー)にみられる．

鑑別のポイント

- 姿勢時振戦や動作時振戦の要素はなく，筋強剛など他の神経徴候の合併もない．
- 神経学的診察では異常を認めないが，書字をしてもらうと一目瞭然である．

小脳性振戦

小脳の障害では主として運動時振戦が生じるが，障害部位によって姿勢時振戦を生じることもある．上小脳脚の障害では企図振戦を生じる．脊髄小脳変性症などの小脳失調症では指鼻試験を行うと，手指は目標に到達するまで粗大で非連続的な動揺を示し，目標に近づくと振戦がさらに増強する．

甲状腺機能亢進症

　比較的若年～中年の女性に多い．「手足がふるえる」という主訴で受診する患者が多い．眼球突出や発汗過多を合併し，顔貌とふるえから一見して甲状腺機能亢進症とわかる症例も多いが，ふるえを主訴に他科から神経内科に紹介されてくる頻度も高い．後述の生理的振戦が亢進した状態と考えられている．

> **鑑別のポイント**
> - 本態性振戦よりもさらに微細で速い，両上肢末端の姿勢時振戦がみられる．
> - 筋強剛など，他の神経症候は伴わない．

薬剤性の振戦

　処方薬の副作用で振戦が生じることは多く，特に喘息の治療薬である気管支拡張薬（β刺激薬の塩酸プロカテロール，キサンチン誘導体のテオフィリンなど）で頻度が高い．安静時には軽度であるが，姿勢時や動作時に増強するため，本態性振戦と誤ることがある．同様の振戦は副腎皮質ステロイド薬内服中にみられることもある．

> **鑑別のポイント**
> - 細かくて速い振戦が両上肢にみられる．
> - 振戦を呈する患者ではすべての処方薬を確認する必要がある．

全身疾患に伴って出現する振戦

　肝性脳症では，手掌を下にして上肢を水平挙上し，手関節を背屈位にすると手がカクンと前に倒れるような動きを繰り返し，あたかも鳥が羽ばたくような様相を呈するため「羽ばたき振戦（flapping tremor）」と呼ばれるふるえを呈することがある．これは筋緊張が瞬間的になくなるために生じる動きで，「固定姿勢保持困難（asterixis）」とも呼ばれ，正確には振戦とは異なる病態である．血中のアンモニア値と相関して消長し，羽ばたき振戦がみられる際には，傾眠傾向，何となくぼんやりしているなど意識障害を伴うことが多い．また，肝性脳症では本態性振戦に類似した細かくて速い振戦がみられることも多い．
　羽ばたき振戦は尿毒症，低ナトリウム血症などの代謝性脳症に伴って出現することもあるので，血液検査などによる鑑別が重要である．

生理的振戦

　疲労時，激しい運動後，感情的興奮時，寒冷時などに，姿勢時振戦あるいは運動時振戦がみられることは健常者でもしばしばあり，「生理的振戦」と呼ばれる．通常は微細な振戦で周期は5～15 Hz程度とさまざまであるが，高度な場合には安静時に粗大な振戦が出現することもある．健常者で精神的緊張時や不安を感じる動作時に出現し，習慣性の動作時には認められない振戦は「心因性振戦」とも呼ばれるが，生理的振戦の一つである．いわゆる「あがって声がふるえる」，「緊張して足がふるえる」，「武者ぶるい」といわれる状態である．これらの生理的振戦は若年者から高齢者までみられる．

> **鑑別のポイント**
> ・一過性である．誘因や原因となるエピソードがある．
> ・発熱時にみられる振戦も，生理的振戦の高度なものと考えられる．

まとめ

「ふるえが強い患者がいるので治療してほしい」と療養型病棟入院中の70代の男性患者を紹介された．安静臥床時には振戦は全くないが，動作時，姿勢保持時に四肢，体幹，頸部に著明な振戦が出現し，本態性振戦の究極像で「意図動作時運動過多症」と考えられた．食事の自己摂取も歩行も困難で，療養型病棟に長期入院中であった．声の振戦も強く，知的レベルは問題ないのだが，何を言っているのかなかなか理解できなかった．画像検査や血液検査では特記すべき異常はなく，筋強剛などのパーキンソニズムもなかった．経過を詳しく聞くと，50年以上前からの振戦で，非常に緩徐に進行，悪化してきたとのことで，過去にいろいろな病院で検査，治療したがほとんど効果がなく，本人も諦めていた．私も各種投薬を試みたが全く効果はなく，残念ながらADLもQOLも改善しなかった．

多くのふるえは生命予後に影響しないが，「人前でふるえて字が書けない」，「酒が注げない」，「人の目が気になる」など，社会生活上の問題で悩んでいる症例は多い．特に本態性振戦では，対症療法になることが多く，完全に抑制することはできない場合が多い．しかしながら，患者にとってふるえが大変なストレスであり，人前に出るのを極端に嫌がったり，経験的にアルコール摂取がふるえを抑えることを自覚し，アルコール依存症になってしまった例もある．精神的緊張や不安により増強するため，心療内科や精神科で治療を受けたり，抗不安薬を持っているだけで安心して症状が改善する方もいる．検査で異常がなく，投薬で効果がなくても，心理的サポートを含めた継続的な対応が重要な症例もあることを強調しておきたい．

3 主訴別の患者の診かた

4 頭痛を訴える患者の診かた

問題 1

患者：74歳，男性．

現病歴：50代から糖尿病，関節リウマチで近医に通院中である．3週間前から頭痛，咳嗽，全身倦怠感があり感冒薬を処方されていた．数日前から頭痛の訴えが強くなり，今朝から呼びかけに反応しなくなったため，救急搬送された．

身体所見：体温37.8℃．肝脾腫，表在リンパ節腫脹，皮疹は認めなかった．意識レベルはJCS（Japan Coma Scale）III-100で項部硬直（図1），Kernig（ケルニッヒ）徴候を認めた．筋力や感覚系，協調運動系の評価は不能であった．

検査所見：末梢血の検査所見ではWBC 14,600/μL，CRP 2.8 mg/dL，他の血液生化学，検尿一般検査は正常であった．脳脊髄液検査は初圧38 cmH$_2$O，水様透明で細胞数148/mm^3（単核球132，多形核球16），蛋白109 mg/dL，糖13 mg/dL（同時血糖124 mg/dL），Cl 109 mEq/L，Pandy（パンディー）反応陽性であった．

脳脊髄液の墨汁染色所見を図2に示す．頭部CT所見に異常はなかった．

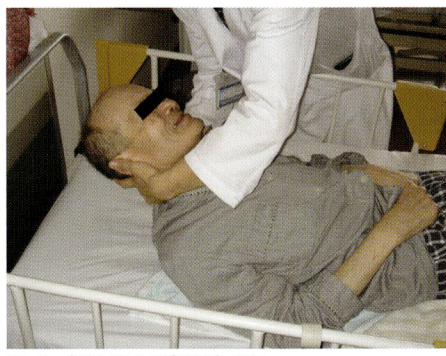

図1 初診時の項部硬直所見

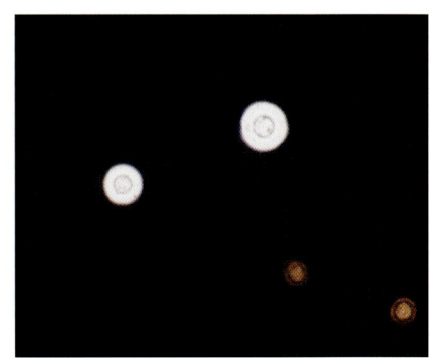

図2 脳脊髄液の墨汁染色所見

1）本疾患に関して正しいものはどれか？ 1つ選べ．

- **A** 本症患者は厳重な隔離管理が必要である
- **B** 脳脊髄液の墨汁染色の陽性率はほぼ100%である
- **C** 治療はセフェム系抗菌薬が第一選択薬である
- **D** 胸部X線で肺に結節性病変を認めることが多い
- **E** 健常成人に発症することは稀である

答え 1-1 E 健常成人に発症することは稀である

【診断】クリプトコッカス性髄膜炎

【解説】
　真菌性髄膜炎(fungal meningitis)のなかで最も頻度が高いクリプトコッカス性髄膜炎(Cryptococcal meningitis)は，基礎疾患を有する免疫不全患者に日和見感染症として発症することが多く，健常人に発症することは稀である．基礎疾患としては悪性リンパ腫などのリンパ球系腫瘍，関節リウマチなどの自己免疫疾患，糖尿病，後天性免疫不全症候群(AIDS)が多く，化学療法やステロイド薬，免疫抑制薬の使用に伴って発症することも多い．
　*Cryptococcus*属で人に感染するのは，ほとんどが*Cryptococcus neoformans*(*C. neoformans*)である．*C. neoformans*は土壌中や鳩などの糞便中に生息し，ヒトには経気道的に吸入され肺に初感染病巣を形成する．中枢神経系に親和性が高く，血行性に中枢神経系に達し髄膜炎を発症する．人から人への感染発症は報告されておらず，本症患者の隔離は必要ない．肺の感染病巣は不顕性である場合も多く，胸部X線で結節性病変などの異常所見を認めることは少ない．発熱は通常軽微であり，全身倦怠感，疲労感，食欲不振，感冒症状や頭痛で発症し数週間〜数カ月の経過で亜急性に進行することが多く，人格変化や精神症状をしばしば呈する．脳脊髄液検査では脳脊髄液圧が著明に上昇している場合が多く，細胞数増加，蛋白の増加，糖の減少がみられる．墨汁染色を施行すれば，周囲に透明な厚い莢膜をもった酵母状真菌が確認できるが(図2)，陽性率は25〜50％程度とされ，菌数が少ないと検出困難である．クリプトコッカス莢膜多糖類(グルクロノキシロマンナン)抗原検査は感度，特異度ともに優れており，90％以上のクリプトコッカス性髄膜炎症例の脳脊髄液または血清で陽性であり，診断に有用である．本症の治療は抗真菌薬の投与であり，アムホテリシンB(AMPH-B)とフルシトシン(5-FC)の併用療法を行うことが多い．アムホテリシンBの副作用として電解質異常や腎障害の頻度が高く，電解質の補正や腎障害予防のために十分な輸液を適宜行いながら，経過を慎重に観察する必要がある．アムホテリシンBが使用できない場合の第二選択はフルコナゾール(FLCZ)であり，時に脳室内投与も行われる．維持療法の中止時期に関して明確な基準はないが，1年以上の治療継続が推奨される．
　クリプトコッカス性髄膜炎は早期診断，早期治療が重要であり，慢性頭痛，不明熱，精神症状を呈する症例においては積極的に本症を疑う必要がある．予後は基礎疾患によっても左右されるが，意識障害を呈する場合は一般に不良である．

文献
1) Beers MH, et al／福島雅典(総監修)：感染性疾患：クリプトコッカス症．メルクマニュアル，18版．日経BP社，2006．
2) 水谷智彦：真菌性髄膜炎．水澤英洋，他(編)：今日の神経疾患治療指針．p432，医学書院，2013．

問題2

患者：68歳，女性．
既往歴：特記すべき既往症や治療中の疾患はない．
現病歴：5日前より左耳介周囲から後頭部に痛みを伴うしびれ感を自覚し，昨日から左外耳孔付近に水疱が出現した（図1）．今朝より左眼が閉じづらく，左口角から唾液や水がこぼれるため受診した．
神経学的所見：意識は清明で，構音障害はなかった．眼球運動に異常はないが，左は閉眼が困難で，左口角が下垂していた（図2）．

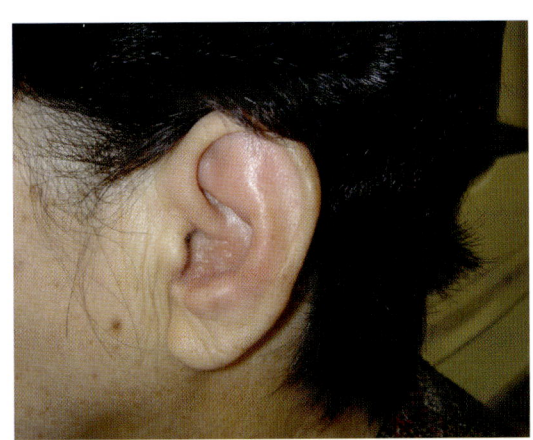

図1　左外耳孔周囲にみられた小水疱

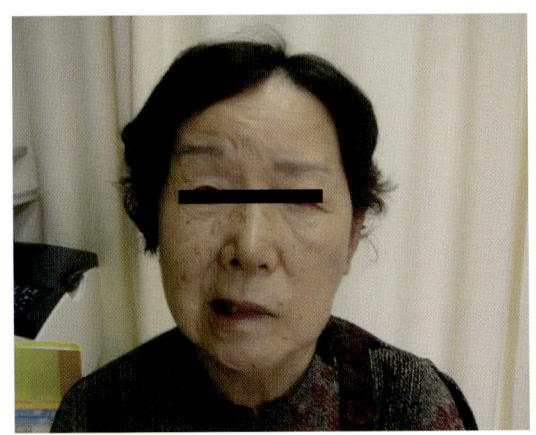

図2　左側の顔面神経麻痺所見

1）この疾患について正しいものはどれか？ 1つ選べ．

A しばしば両側性に出現する
B 顔面神経以外は障害されない
C 水痘帯状疱疹ウイルスの再活性化により発症する
D 中枢性の顔面神経麻痺を呈する
E 後遺症なく治癒する例が多い

答え 2-1 **C** 水痘帯状疱疹ウイルスの再活性化により発症する

【診断】Ramsay Hunt（ラムゼイ・ハント）症候群

【解説】

　一側性の末梢性顔面神経麻痺で最も頻度が高い疾患は Bell 麻痺（多くは単純ヘルペスウイルスが関与する）であるが，次に多い疾患が Ramsay Hunt 症候群である．水痘帯状疱疹ウイルス（varicella zoster virus：VZV）の再活性化により発症するため，耳性帯状疱疹とも呼ばれる．疲労やストレス，発熱などによる免疫力低下を誘因として，膝神経節に潜伏感染していた VZV が再活性化し，顔面神経や他の脳神経を侵すことで発症する．特徴的な臨床症候を確認できれば診断は比較的容易であるが，zoster sine herpete と呼ばれる水疱を伴わない無疱疹帯状疱疹は，Bell 麻痺との鑑別が困難な場合がある．補助的な診断法として，VZV の血清抗体価や特異的 IgM の上昇を測定する方法や，モノクローナル抗体を用いてウイルス抗原を検出する方法がある．

　典型例では初期症状として片側の耳周囲から後頭部に違和感や痛みを自覚し，数日後に耳介や外耳道入孔部に紅斑を伴った水疱が出現し，同側の末梢性顔面神経麻痺を呈する．涙の分泌低下，味覚の低下や聴覚過敏（音が大きく響くように聞こえる）を伴うこともある．内耳神経は顔面神経とともに内耳孔から側頭骨に進入し互いに近接して走行するため，回転性めまい，感音難聴，耳鳴りなどの症状をしばしば合併する．三叉神経や舌咽神経の障害により，顔面の激しい痛みや喉の奥の違和感，嚥下時痛を併発する例もあり，水疱が軟口蓋など，口腔内に生じることもある．

　治療はステロイド薬が最も有効で，抗ウイルス薬（アシクロビル製剤，バラシクロビル製剤）が併用投与される．ビタミン B_{12} 製剤や，痛みに対してカルバマゼピンや非ステロイド性抗炎症薬が投与されるが，身体の安静も重要である．発症 7 日目頃の誘発筋電図検査により，ある程度の予後判定が可能で，機能予後不良と判定される場合には，ステロイド薬の追加投与や顔面神経減圧手術が選択される場合もある．リハビリテーションとしては低周波マッサージ，顔面マッサージ，顔面表情筋の粗大運動などが施行される．症例によっては病的共同運動（眼瞼と口が一緒に動く，食事をとる時に涙が出る）や顔面筋の拘縮が後遺症として出現する場合もある．表情運動の改善は発症 6～9 カ月頃までしか見込めず，一方で後遺症はその後も悪化する場合がある．中等度以上の後遺症に対して，ボツリヌス毒素の注射や星状神経節ブロックも選択される．比較的予後が良好な Bell 麻痺と比較して，難治性の症例，不全麻痺などの後遺症を残す症例が多く，自然治癒は 30％（Bell 麻痺は 70％），初期から十分に治療を行った場合でも治癒は 60％（Bell 麻痺は 90％）程度である．

文献
1) 瀬川文徳：水痘─帯状疱疹ウイルスと脳神経障害．神経内科 **66**: 437–445, 2007.
2) 日本顔面神経研究会（編）：顔面神経麻痺診療の手引き─Bell 麻痺と Hunt 症候群．金原出版, 2011.

3 主訴別の患者の診かた

4 頭痛を訴える患者の診かた

　「こめかみが痛い」、「後頭部が痛い」など頭痛を主訴に受診する患者は神経内科に限らず非常に多い．「片頭痛です」と自分で診断をしてくる患者や，「昔から頭痛もち」と訴えてくる慢性頭痛の患者も多い．わが国の成人の40％が慢性頭痛もちともいわれるが，頭痛の診療を専門としない医師は，鎮痛薬投与のみか，必要以上に恐れてすぐに専門医に紹介するか，無視して対応しないか，という傾向があるのではないだろうか．頭痛の専門家が対応しなければならない頭痛はむしろ稀であり，きわめて多くの患者が潜在しているわりには，ほとんどの患者が病院を受診しないのも事実である．

　本節では頭痛を訴える患者の問診法と観察点について解説し，日常診療で頻度の高い「機能性頭痛」の鑑別，また頻度は低いが緊急の対応を必要とする器質性疾患による「症候性頭痛」について，鑑別のポイントを概説したい．

頭痛診療のポイント

　頭痛はさまざまな原因で起こる一つの症状にすぎない．頭痛の詳細な分類については，アドホック委員会の分類や国際頭痛学会の分類が使われるが，実際の臨床で経験する頭痛の約8割は緊張型頭痛であり，片頭痛と合わせれば頭痛の大部分を占める．

　頭痛の診療で重要な点は，片頭痛や緊張型頭痛などの機能性頭痛と，くも膜下出血，脳出血，髄膜炎などの症候性頭痛を鑑別することである．機能性頭痛は生活指導を含めて長期的に治療していく必要があるが，器質的疾患に基づく症候性頭痛は緊急の対応が必要であり，見逃してはならない．

問診の重要性

　初診時の問診は初期診断を誤らないためにきわめて重要で，大半の頭痛は特別な機器がなくても外来レベルで診断がつく．一方で，頭痛の診断には頭部CT，MRI/MRAなどの画像所見が重要であることは言うまでもない．過剰診療と言われるかもしれないが，器質的疾患の除外，誤診の予防，患者の不安を取り除くために，頭痛を訴える患者においては頭部CTはルーチンで，できれば初診時に行っておくべきであると考える．

いつから，どのように起こったか

　急に痛みが起こったのであれば，くも膜下出血を含めた血管障害を疑う必要があるが，片頭痛や群発頭痛，労作性頭痛も急性発症することがある．緩徐に起こったのであれば緊張型頭痛が多いが，脳腫瘍や硬膜下血腫なども疑う必要があり，どの程度持続しているかなどの経過の問診が重要になってくる．

　「頭痛のため目が覚める」，「目が覚めてからしばらく頭が重い」と訴えるmorning headacheは脳腫瘍，慢性硬膜下血腫，高血圧による頭痛，肺気腫などによる肺性脳症を考える必要がある．morning headacheのなかでも脳腫瘍，慢性硬膜下血腫のように頭蓋内圧亢進に伴う頭痛であれば，起床時から痛い「目覚め型」の頭痛を呈し，昼寝から起きた場合も痛い．一方で，朝起きた時には頭痛がなく，身支度中に頭痛がしてきたという場合は，morning headacheであっても頭蓋内圧亢進による頭痛ではない．副鼻腔炎による頭痛も朝起こることが多く，二日酔いや心因性頭痛でもmorning headacheを呈するので，問診が重要である．午後になると頭痛がする場合は緊張型頭痛，眼精疲労による頭痛などが考えられる．

　また，頭蓋内圧亢進による頭痛は臥位で増悪し，立位で改善する．咳，くしゃみ，運動などによっても頭痛が増悪する．一方で，低髄圧症候群，腰椎穿刺後頭痛では逆に臥位で改善し，立位で増悪する．

どこが痛むか，どのような痛みか

　頭全体の痛みであれば頻度的には緊張型頭痛が圧倒的に多く，次いで発熱による頭痛，二日酔いを含めたアルコール中毒などである．注意すべき疾患には髄膜炎，脳腫瘍，慢性硬膜下血腫，一酸化炭素中毒などがある．限局性の痛みであれば，一側性では片頭痛が多く，ほかに耳疾患，側頭動脈炎なども疑われる．前頭部痛であれば副鼻腔炎，緑内障などの眼疾患，後頭部痛であれば緊張型頭痛，変形性頸椎症，後頭神経痛などを疑う．

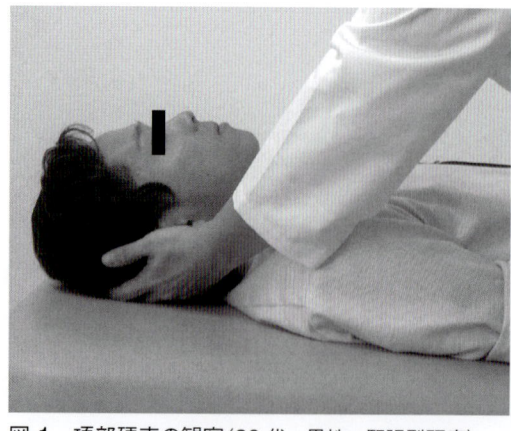

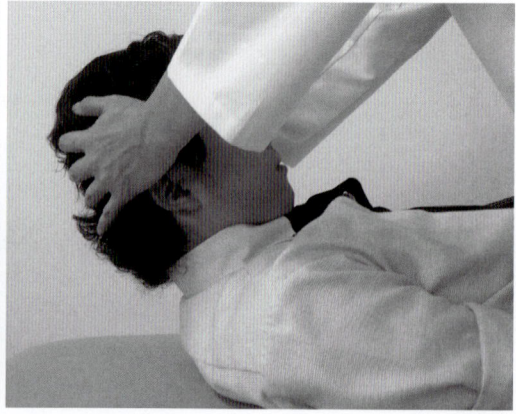

図1　項部硬直の観察（30代，男性．緊張型頭痛）
項部硬直はなく，頸部はしなやかに前屈し，頤を前胸部につけることができる．

拍動性の痛みであれば，片頭痛などの血管性頭痛が疑われる．持続性の頭痛であれば緊張型頭痛が多いが，脳腫瘍，慢性硬膜下血腫も疑う必要がある．圧迫されるような，物をかぶったような痛みであれば緊張型頭痛が疑われる．

髄膜刺激徴候の診かた

頭痛を訴える患者においては，髄膜刺激徴候の有無は必ず観察しておかなければならない．嘔気，嘔吐などの髄膜刺激症状があるかどうかの問診と，髄膜刺激徴候として「項部硬直」，「Kernig徴候」の有無を観察することが重要である．

項部硬直（図1）は背臥位で，枕をはずして観察する．患者に全身の力を抜くように指示し，検者が被検者の後頭部を抱えて持ち上げ他動的に前屈させ，その際の頸部の抵抗を観察する．通常は項部はしなやかに前屈し抵抗はなく，頤（おとがい）を胸に接触させることができる．項部硬直があれば，検者の手に抵抗を感じる．注意すべきは，髄膜刺激徴候による項部硬直であれば頭部を前屈させる時にのみ抵抗があり，左右に回転させる時には抵抗が

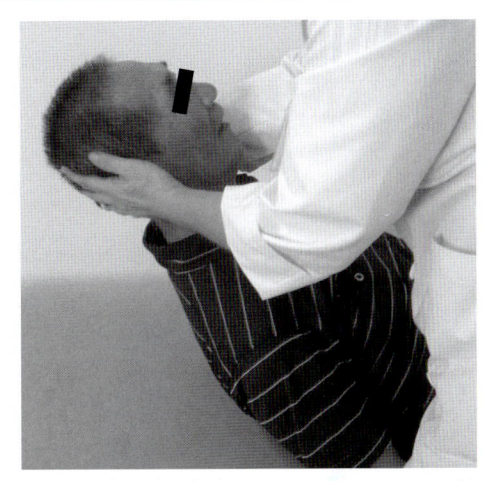

図2 項部硬直の観察（70代，男性．強直性脊椎炎）
頸椎の強直のため頸部屈曲が困難であるが，左右を含めてどの方向にも抵抗があり，項部硬直ではない．

ないことである．左右を含めてどの方向に動かしても抵抗が認められる場合は，頸椎疾患，Parkinson病などの錐体外路系疾患に伴う頸部の筋強剛，神経質な患者で頸部筋の弛緩が十分でない場合を考える必要がある（図2）．

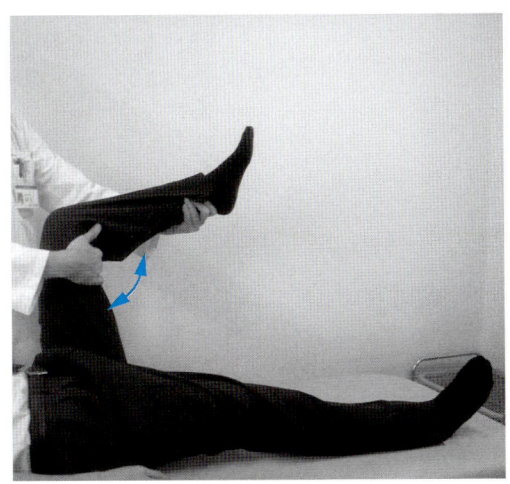

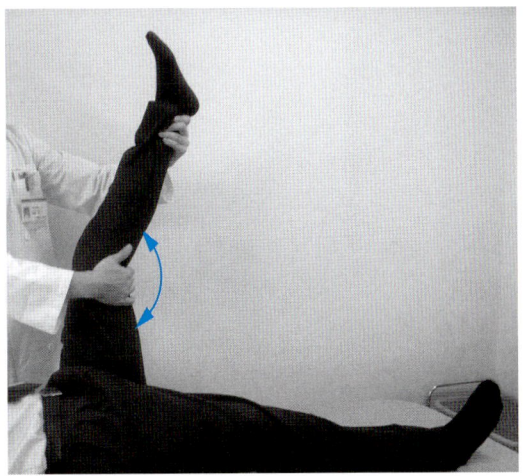

図3 Kernig徴候の観察（図1と同一患者）
Kernig徴候はなく，下肢をまっすぐに伸展させることが可能である．膝の屈伸に抵抗を感じ，135°以上伸ばせない状態を陽性とする．

Kernig 徴候（図3）は背臥位で股関節，膝関節を90°に屈曲し，下腿を受動的に伸展させることで診断する．正常であれば下肢をまっすぐに伸展させることが可能であるが，膝が屈曲したままで下腿を伸展させることができない場合を陽性とする．

項部硬直やKernig 徴候が陽性であれば，専門医に紹介すべきであり，なければその旨をカルテに記載しておくことも重要である．

頭痛の分類と特徴

機能性頭痛

頭痛のほとんどは機能性頭痛（明らかな器質的原因がない一次性頭痛）であり，機能性頭痛の多くは緊張型頭痛か片頭痛である．各種検査によっても異常は見いだされず，慢性反復性に出現し，日常生活やストレス，疲労と密接に関連してくるため，診断には問診が重要である．慢性機能性頭痛の患者では症状改善を期待して受診するのはもちろん，脳腫瘍など重篤な疾患を心配して受診することが多い．神経学的診察に加えて，頭部CT検査なども併用し，心配ない頭痛である旨を強調して心理的に安心してもらうことも治療上重要である．単に投薬をするだけでなく，規則正しい生活や，適度な運動，誘因となるストレスの軽減など，日常生活上の注意を説明することも必要である．

■ 緊張型頭痛（tension-type headache）

「筋収縮性頭痛（muscle contraction headache：MCH）」とも呼ばれる．

非拍動性の持続性の鈍痛であるが，ひどくなると拍動性の痛みを訴えることもある．一日中持続することや，数日〜数週間にわたり持続することもあり，「何年間も，ずーっと続いている」と訴えられることもある．

診察室

閃輝暗点

「閃輝暗点」は片頭痛の前兆として有名であるが，その現れ方は患者によって若干異なる．辺縁がギザギザの小さな閃光が注視野に出現し，「無数の光輝く歯車のような点の集まり」，「太陽を直接目にした後の残像のようなキラキラした点」，「ノコギリのふちのようなガラス片」，「ジグザグ光線のような光」，「稲妻のようなチカチカ」，「キラキラとした光の波」，「ギザギザの光で目がチカチカする」などと多彩に表現される．これらの視覚症状が短時間に変化するため，患者は非常に不安を感じる．閃輝暗点の内部には視野欠損部を伴い，30分くらいかけて次第に四方に拡大し，視野の外に消えていく．視界の一部がゆらゆら動きだしたり，物がゆがんで見えることもある．芥川龍之介の『歯車』のなかで，龍之介が激しい頭痛とともに目にしたと記述している「歯車」はこの閃輝暗点だといわれている．閃輝暗点のみで頭痛を伴わない場合（aura without headache）もある．

自覚症状としては頭全体の痛みか後頭部痛であることが多いが，両側の側頭部痛を訴える場合もある．「頭を上からぐーっと押さえつけられる感じ」，「お椀をかぶせられたような感じ」，「はちまきで締めつけられるような感じ」などと訴える．

一般には嘔気，嘔吐を伴うことは少ないとされるが，筆者の印象では特にストレスが強い症例では，しばしば嘔気を伴う．動揺性のめまいを伴ったり，比較的急性発症することもある．肩凝り，項部の凝りを自覚していることが多いが，これらの自覚がなくても他覚的には項部を中心に筋緊張と圧痛を認める．筋緊張は後頭部，肩部，肩甲部，傍脊柱部に広く及ぶことが多い．

30歳以上で日常的にストレスの多い仕事や，性格的に緊張しやすい人，デスクワークでコンピュータを常時使う人などに起こりやすく，スポーツ選手や肉体労働者にはむしろ少ない．几帳面で真面目，神経質で仕事熱心な人や，肥満気味で運動不足の人にも多い．

鑑別のポイント 問診で持続性の鈍痛であることを明らかにし，肩〜頸部にかけての筋緊張を観察する．

■ 片頭痛（migraine）

「偏頭痛」と表記されることもある．

比較的急速に起こり，強さが漸増する．血管性頭痛であり，多くは側頭部から前頭部の片側性，拍動性の頭痛を訴える．痛む側は常に同側に出現するとは限らず，両側同時の場合もある．頭痛は数時間持続して治まるが，時に数日に及ぶこともある．短時間でも睡眠できれば消失することが多い．

嘔気，嘔吐などの消化器症状を伴うことも多く，嘔吐した後は痛みが軽減する．音過敏，光過敏，羞明（強い光を受けた際に，不快感や眼の痛みを生じる）や気分の変調をしばしば伴い，発作時には暗い静かな部屋でじっと安静にすることを好む．階段昇降などの日常生活動作によって増悪する．

前兆（aura）として閃輝暗点（cintillating scotoma），視野欠損などの視野障害を伴うことはよく知られている（migraine with aura：片頭痛の約2割，「古典型片頭痛」とも呼ばれる）が，実際には前兆のないタイプのほうが多い（migraine without aura：片頭痛の約8割，「普通型片頭痛」とも呼ばれる）．いずれのタイプでも頭痛の性状は同じである．前兆は数分以上にわたって継続し，2種類以上の前兆が連続して生じることもある．頭痛は前兆後60分以内に生じ，前兆消失と同時に出現することもある．前兆のないタイプであっても発作前の数時間〜2日前くらいに情緒不安定，抑うつ傾向，眠気，生あくび，空腹感などを訴えることがあり，これらは予兆と呼ばれる．

片頭痛は日本人には少ないと考えられていたが，近年増加傾向にある．家族性に起こることも多く，親や兄弟に同様の症状があるかの問診も参考になる．若い女性のほか，野心的，完全主義的性格の人や外向的，行動的な若い職業人に多い．

片頭痛の誘因としてアルコールの摂取があるが，二日酔いで起こる拍動性頭痛は「非片頭痛型血管性頭痛」と呼ばれる．女性であれば性周期と関連していることも多い．他の誘因として食物（チョコレート，チーズ，乳製品），入浴，経口避妊薬の内服，冷暖房なども挙げられる．

> **鑑別のポイント** 頭痛が拍動性で，慢性反復性であることを問診で明らかにする．前兆を伴っていれば可能性は高い．

■ 混合型頭痛

片頭痛と緊張型頭痛は別の疾患として区別されるが，臨床の場ではどちらともいえない，混合型のような頭痛も多い．同一患者でも両者が別々に出現することもある．

■ 群発頭痛(cluster headache)

頭痛全体の数％と推定され，日本では少ない．

1回の頭痛発作は30分〜2時間程度で，1日に1〜数回起こり，症状は常に同側に起こる．夜中に起こることが多く，毎日同じ時間に起こる傾向がある．群発期(cluster)は2週間〜1カ月以上に及ぶが，その後は全く寛解し，6カ月〜数年の間欠期をおいて再発する．

一側眼の奥や眼窩上部の激痛で，流涙，結膜充血，鼻汁，鼻閉，流涎を伴い，眼瞼下垂，縮瞳などの自律神経症候がみられることもある（一側眼の痛みで散瞳がみられれば，急性緑内障の可能性を考えなければならない）．時に嘔気を伴うが，嘔吐は伴わない．症状は突然に起こり，「ナイフで刺されたような痛み」，「眼球をえぐられるような痛み」，「焼けるような痛み」と表現することが多い．痛みに対する恐怖が大きなストレスとなり，あまりの激痛のため入院を希望する患者も多く，患者のADLを大きく低下させる．

片頭痛とは異なり，圧倒的に男性に多く，20〜30代に初発する．閃輝暗点などの前兆もない．アルコールで誘発される傾向があるが，明らかな誘因はないことが多い．発作時に100％酸素の7 L/分投与が即効する症例がある．

> **鑑別のポイント** 問診で痛みの部位，性状，持続時間を確認する．初診時には症候性頭痛を除外する必要がある．

■ 後頭神経痛

第2頸神経(C_2)から分枝する後頭神経の走行に沿って「ぴりぴり」，「ちくちく」と表現される痛みが生じる．頭髪をなでてみて頭痛が起こるようであればまず間違いない．「C_2 headache」とも呼ばれる．大後頭神経は大後頭隆起の約2〜3 cm外側，小後頭神経はさらに2〜3 cm外側から頭蓋外に出てくるため，その部分に圧痛を認めることが多い．

> **鑑別のポイント** 後頭部の間欠的な鋭痛を問診で明らかにする．

■ 労作性頭痛

運動，性交，入浴，排便などに伴って急性に出現する拍動性の頭痛である．くも膜下出血との鑑別がしばしば問題となるが，髄膜刺激徴候は伴わない．血管性頭痛と考えられ，中年以降に発症することが多い．

> **鑑別のポイント** 労作時に突然発症する激しい頭痛であり，くも膜下出血の除外が重要である．

症候性頭痛

　頭蓋内器質性疾患による症候性頭痛は頭痛患者1,000人につき1人程度ともいわれているが，絶対に見逃してはならない．早期に診断して適切に対応すれば予後は良好であることが多く，初診時の鑑別が重要である．画像診断とともに，問診においてその存在を疑うことが重要であることは言うまでもない．

　症候性頭痛を見逃さないための問診として，「以前にも同様な頭痛がありましたか？」と聞くのが有効である．過去にも同様な頭痛を経験していれば機能性頭痛である可能性が高く，逆にこれまでに経験したことのない激しい頭痛であれば症候性頭痛を疑って慎重に検索を進める必要がある．

■ くも膜下出血（図4）

　突発する頭痛に嘔吐や意識障害を伴う場合はくも膜下出血を疑わなければならないことは，言うまでもない．突然発症し，瞬時に痛みがピークに達する「突発ピーク型」の頭痛が特徴である．「急に後頭部をバットで殴られたように痛くなった」のように訴えることが多い．一方で，「かつて経験したことのない激烈な痛み」と訴えても，頭痛が次第に増強してきたのであればくも膜下出血の可能性は低い．

　実際の臨床では，1/3の症例は病院に着く前に死亡し，1/3の症例は来院時に昏睡状態か高度の意識障害を呈するとされる．多くは救急車で来院し，診察時には激烈な頭痛による苦悶表情，非常な重症感，項部硬直，嘔気・嘔吐，局所神経症候があるので見逃すことはないと思われる．

　注意すべきは，普通に歩いて来院し，診察時には頭痛が治まっているような症例が稀に存在することである．このような症例ではしばしば頭部CTでも出血がはっきりせず，髄膜刺激徴候もなく診断が困難であるため，神経内科医は「地雷」と呼んで非常に恐れている．典型的な「突発ピーク型」の症例，「急に気が遠くなるようにふわっとして，頭痛がした」などの訴えで直感的に怪しいと感じる症例は，頭部CTで異常がなくても迷わず，余計なことは一切せず直ちに脳神経外科に紹介するべきである．脳脊髄液検査は出血を助長する危険があり，このような症例ではむしろ禁忌である．

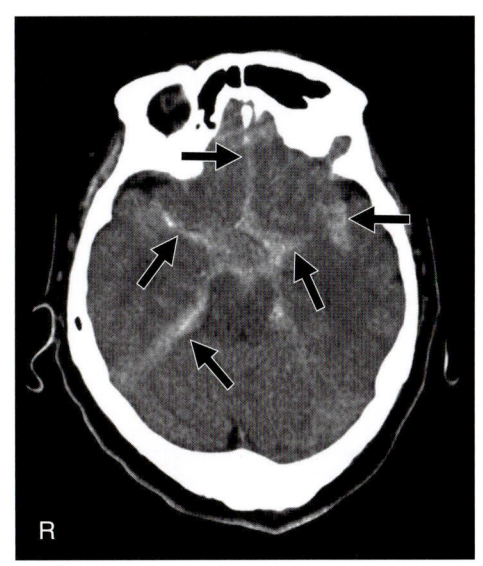

図4　くも膜下出血の頭部CT写真（70代，女性）
激しい頭痛を訴えた後に昏睡状態となった．脳幹周囲〜Sylvius（シルビウス）裂を中心に，くも膜下腔の高吸収域を認める（矢印）．前交通動脈に動脈瘤が発見され，クリッピング術により後遺症なく回復した．
R：右側

> **鑑別のポイント**　典型的な症例では見逃すことはないが，非典型的な症例が紛れているので，とにかく常に疑う．

■ 脳出血に伴う頭痛

脳出血に伴う頭痛は突然に発症し，構音障害や，失語，片麻痺などの神経症候を伴うため，鑑別は比較的容易である．時に，出血が神経症状を呈しにくい部位に生じた場合は頭痛のみを呈する場合もあるので，注意が必要である（小脳出血，基底核部出血，視床出血，脳室内出血など）．血圧の高い患者が頭痛を訴えると，神経症候がなければつい血圧と頭痛を結びつけてしまうが，脳出血の原因疾患は高血圧が最も多いことを念頭に置いて脳出血を常に疑う．

> **鑑別のポイント** 突然に発症した頭痛であれば常に疑い，局所神経症候の有無を明らかにする．

■ 脳梗塞に伴う頭痛

頭痛を訴える患者は「脳梗塞ではないか」，と心配して受診することが多いが，実際には脳梗塞で頭痛が起こることはあまりない．脳梗塞で頭痛を伴う場合としては，延髄外側梗塞によるWallenberg症候群で後頭部痛を伴うことが多い．椎骨動脈解離による場合は，比較的若年者でも起こるので注意が必要である．後大脳動脈領域梗塞で激しい頭痛を伴うことが稀にある．

> **鑑別のポイント** 失調や構音障害，脳幹症状（眼球運動障害など）の有無を明らかにする．

■ 脳腫瘍

「朝起きた時に頭痛がひどい」と訴えることが多く，運動や咳，体動によっても増悪し，嘔気や嘔吐を伴う．髄膜腫，神経膠腫，転移性脳腫瘍に伴うことが多い．転移性脳腫瘍の場合は癌の既往があるかどうかを問診で確認する必要がある．原発巣としては肺癌，乳癌，腎癌，前立腺癌，甲状腺癌などが多い．脳腫瘍の部位と頭痛の部位はあまり相関しないが，後頭蓋窩の腫瘍であれば後頭部痛を訴えることが多い．髄膜への癌転移は「髄膜癌腫症」と呼ばれ，持続性の強い頭痛を呈し予後はきわめて不良である．

> **鑑別のポイント** 進行性に増強する頭痛で，夜間～早朝に増悪する傾向を問診で確認する．

■ 慢性硬膜下血腫（図5）

頭痛はいつとはなしに発症し，性格変化や歩行障害，言語障害を伴うこともある．これらの症状は変動するのが特徴である．1～3カ月ぐらい前に転倒や頭部打撲の既往があることが多いが，本人が覚えていないことが多いので，家族にも確認する必要がある．

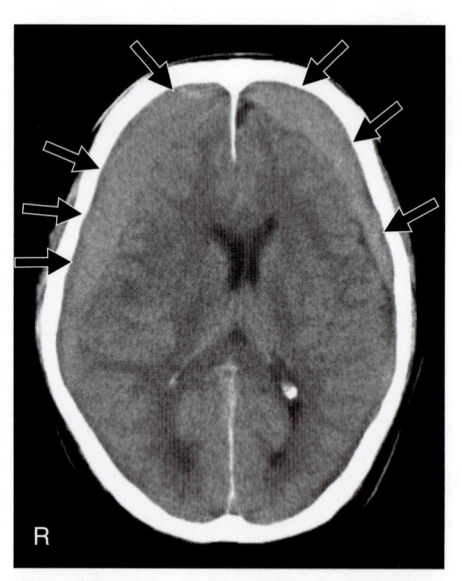

図5 慢性硬膜下血腫の頭部CT写真（70代，男性）
1週間ほど前から次第に増強する頭痛を訴えて来院した．両側の慢性硬膜下血腫を認め（矢印），右側優位に前頭葉が圧迫されている．軽度の左片麻痺，歩行障害も認められた．脳神経外科にて穿頭術が施行され，後遺症なく回復した．R：右側

> **診察室**
>
> ### 線維筋痛症（fibromyalgia）
>
> 　全身の激しい疼痛を主症状として，疲労感など種々の症状を伴う疾患である．頭痛，頸部〜肩甲部にかけての痛みのほか，眼の奥の痛みもしばしば訴える．中高年の女性に多いが，若年者にもみられる．軽微な刺激（衣服のこすれ，髪への刺激，温度の変化，音など）で激痛を生じ，日常生活が著しく困難になる症例が多い．診断には米国リウマチ学会の診断基準が有用で，全身広範囲の疼痛に加えて，18カ所の指圧点の観察が挙げられている（11カ所以上に圧痛があれば陽性）．抗炎症薬，鎮痛薬では効果がみられず，精神安定薬や抗うつ薬の投与が行われるが，難治性の症例が多い．
>
> 　最近注目されている疾患であるが，まだ認知度は低く，「仮面うつ病」，「更年期障害」，「神経症」と誤診されている症例もある．「詐病」，「怠け病」といわれている症例があると指摘される一方で，「怠けることができる人はならない疾患」ともいわれている．

鑑別のポイント 慢性の頭痛が高齢者や大酒家にみられた場合は疑い，頭部打撲の既往を確認する．

■ 髄膜炎

　発熱を伴うことが多いが，高齢者であれば全身症状を欠くこともあり注意が必要である．頭痛の程度も拍動性の激烈な痛みから，頭重感程度の軽いものまでさまざまである．頭部全体の痛みを訴えることが多いが，後頭部や前頭部に限局することもある．単なる発熱や感冒による頭痛と鑑別するためには，髄膜刺激徴候の有無を確認することが最も重要であり，疑いがあれば専門医に紹介して脳脊髄液検査を行うべきである．

鑑別のポイント 発熱や感冒の経過から疑い，項部硬直などの髄膜刺激徴候を確認する．

■ 側頭動脈炎

　稀な疾患であるが，放置すると失明に至ることもあるため，鑑別が重要な疾患である．50歳以上の女性に多く，比較的急性に片側側頭部の拍動性頭痛で発症する．発熱，全身倦怠感，体重減少を伴うことが多い．

鑑別のポイント 側頭動脈の発赤，圧痛，硬結を観察する．

低髄液圧症候群

　「脳脊髄液減少症（cerebrospinal fluid hypovolemia）」とも呼ばれ，慢性頭痛の原因として注目されている．頭痛に加えて頸部痛，めまい，視力障害，倦怠感，嘔気，集中力の低下など多彩な症状で苦しんでいる患者や，「慢性疲労症候群」といわれてきた患者の一部が本疾患であることが指摘されている．交通事故によるむち打ち症やスポーツ外傷，転倒など比較的軽微な外傷により体内への脳脊髄液漏を生じ，脳脊髄液圧低下から頭痛を呈すると考えられている．起立時の拍動性頭痛が特徴であり，高度の場合は終日臥床状態を余儀なくされる．頭痛の部位は前頭部か後頭部が多いが，頭部全体や眼窩後部の鈍痛のこともある．鎮痛薬の服用では，あまり効果が得られない．

診断には造影MRI，脳槽・脊髄腔シンチグラフィ，MRミエログラフィ，CTミエログラフィなどで脳脊髄液漏出像を発見するか，脳脊髄液圧を測定して圧の低下を証明する必要があるので，疑われれば専門医へ紹介することが望ましい．悪化すると慢性硬膜下血腫を併発することもあり，記憶障害や意識障害が出現することもある．

鑑別のポイント むち打ちなど外傷の既往に加えて，頑固な頭痛，特に起立性頭痛があれば疑いが濃厚である．

その他の頭痛

■ 高血圧に伴う頭痛

朝起床時に，主に後頭部に出現することが多い，一過性の拍動痛である．

鑑別のポイント 一過性であること，症状出現時に血圧が上昇していることを確認する．

■ 薬剤性の頭痛

カルシウム拮抗薬，ニトログリセリンなどの血管拡張薬の投与によって頭痛が出現することがある．そのほか，臨床的に頭痛の副作用が多い薬剤として，抗血小板薬のシロスタゾール，プロスタグランジン製剤のリマプロストアルファデクスなどが挙げられる．

鎮痛薬の不適当な乱用により，「鎮痛薬誘発性頭痛」が生じることが問題となっている．慢性頭痛患者が鎮痛薬を長期乱用することにより反動性の拍動性頭痛が生じるようになるため，予防投与を控え，多量の処方を希望する患者は慎重な監督下に置くべきである．

鑑別のポイント 慢性の頭痛を訴える患者では常に疑って，内服薬を確認する．

まとめ①

　40代の男性が「急に左眼の奥が痛くなった」と訴えて救急車で来院した．くも膜下出血が疑われ，頭部CTを施行したが異常はなく，髄膜刺激徴候もみられなかった．頭部MRI/MRAと脳脊髄液検査を施行し，眼科受診もしたが異常所見はなく，「群発頭痛」と診断し鎮痛薬を処方した．以後連日受診し，「とにかく痛みを何とかしてくれ」と毎回激烈な痛みを訴えた．種々の投薬，酸素投与，安静でも改善せず，ストレスから抑うつ状態となり，「何だこの病院は！　いったい，どうなっとるんだ！」，「ちっともよくならんじゃないか！　このままで大丈夫か！」など外来で怒声，罵声を発するようになり，こちらが抑うつ状態になってしまった．4週間ほど経過して急に，「ぴたっとよくなりました」と神妙になり，以後受診してこなかった．

　頭痛の原因としては，今回挙げた疾患以外にも，眼疾患，耳疾患，歯科疾患，整形外科疾患，中毒，感染症など多彩な原因があり，神経症やうつ病などの精神疾患や更年期障害を含めた婦人科疾患との関連も深い．それらの詳細について今回は述べきれなかったが，原因不明の頭痛，慢性頭痛の鑑別診断としては常に検討していただきたい．頭痛とはありふれた訴えであるが，生命にかかわる重篤な疾患が隠れている場合や「脳卒中ではないか」と患者が不安を抱いている場合，日常生活に影響を及ぼしている場合など，異なった観点からの慎重な対応，患者のニーズに応える適切な対応が重要な愁訴である．

まとめ②

　海外旅行先での海水浴中に急に後頭部の激痛が出現したとのことで，50代の女性が受診してきた．相当な激痛が続いたが，旅行中ずっと我慢し，2週間ほどして帰国したとのことであった．受診時には頭痛は消失し，髄膜刺激徴候もなかったが，問診からはくも膜下出血が強く疑われた．しかしながら，頭部CT所見に異常はなく，脳脊髄液検査でも血性髄液，キサントクロミーはなかった．それでも否定はできないと考え，放射線科に無理をいって緊急で頭部MRアンギオグラフィを施行したところ，中大脳動脈の動脈瘤が発見された．すぐに脳神経外科に紹介して，無事にクリッピング術が施行され，「やれやれ危なかった」と胸をなでおろした．

　頭痛の鑑別のためには頭部CTを含めた画像診断を一度は施行しておくべきである．一方で問診の重要性も常に認識して，症候性頭痛を絶対に見逃さないように初診時には留意していただきたい．たとえ頭痛が頻回にある患者，慢性頭痛の患者であっても，「いつもと違う頭痛」を訴えた場合は要注意である点を強調しておきたい．

3 主訴別の患者の診かた

5 物忘れを訴える患者の診かた

問題 1

患者：72歳，男性．

現病歴：高血圧で内服治療中．1年ほど前から歩きにくいことを自覚し，半年前からしばしば転倒するようになった．物忘れや動作緩慢が目立つようになり，尿失禁も出現してきたため受診した．

神経学的所見：意識は清明で，構音障害なし．言語理解は良好で診察には協力的であったが，歩行や動作，質問に対する反応は全体に緩慢であった．対光反射は正常で，眼球運動に制限はなかった．筋力低下や感覚障害は認めなかった．腱反射は正常でBabinski徴候はなかった．歩行はやや小刻みな開脚歩行であった．筋強剛，静止時振戦はみられなかった．項部硬直や，髄膜刺激徴候は認めなかった．一般内科所見に異常はなかった．

検査所見：血液生化学検査に異常はなく，甲状腺機能は正常で，血清梅毒反応検査も陰性であった．初診時の頭部MRI像（図1）を示す．

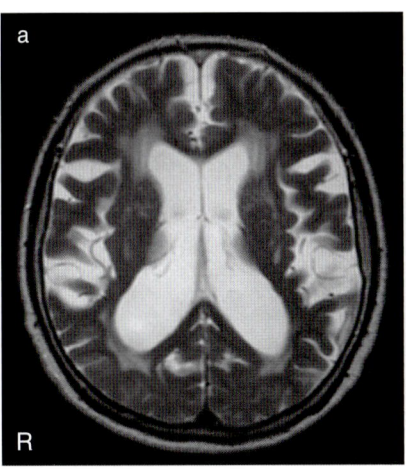

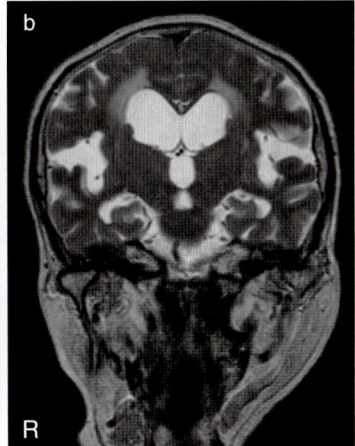

図1 頭部MRI T2強調像
a：水平断，b：冠状断，R：右側

1）神経学的所見と画像所見から，現時点で最も考えられる疾患は何か？

- A 脳血管性Parkinson症候群
- B 進行性核上性麻痺
- C 正常圧水頭症
- D 線条体黒質変性症（多系統萎縮症）
- E Lewy小体型認知症

答え 1-1　C　正常圧水頭症

【解説】

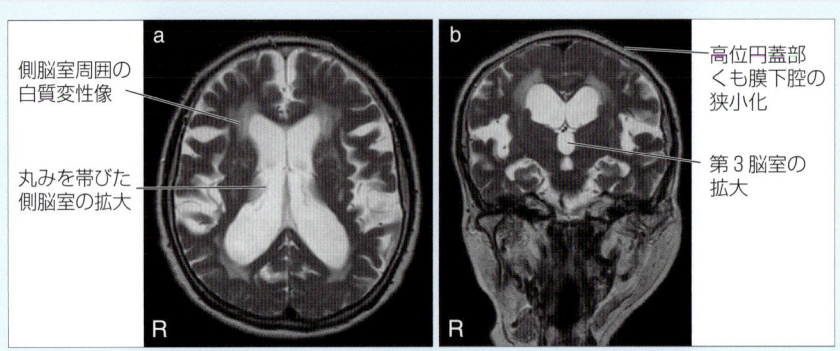

図2　頭部 MRI T2 強調像
a：水平断，b：冠状断，R：右側

（図中ラベル）
- 側脳室周囲の白質変性像
- 丸みを帯びた側脳室の拡大
- 高位円蓋部くも膜下腔の狭小化
- 第3脳室の拡大

　正常圧水頭症（normal pressure hydrocephalus：NPH）は，脳脊髄液が脳室系からくも膜下腔に流出して吸収されるまでの過程に障害があり，脳室拡大を呈する交通性水頭症である．60代以降に発症することが多く，精神症状（認知症），歩行障害，尿失禁を臨床的三主徴とする．精神症状は記銘力障害から始まることが多く，判断力や見当識の低下を示すが，妄想や異常行動を示すことは少ない．自発性が乏しくなり周囲への関心，興味を示さず，思考や動作の緩慢が目立つのが特徴である．歩行は小刻みで，左右の足の幅が広い不安定な開脚歩行が特徴であるが，小脳失調とは異なる．尿失禁は比較的遅れて出現する．頭蓋内圧は正常（200 mmH$_2$O以下）であり，頭痛・嘔気などの頭蓋内圧亢進症状は伴わない．くも膜下出血，頭部外傷，髄膜炎，脳手術後などに脳脊髄液の循環路の障害が起こり正常圧水頭症を生じる場合を続発性（secondary NPH），原因疾患が明らかでない場合を特発性（idiopathic NPH）として区別する．

　正常圧水頭症の診断は臨床症状に加えて，CT，MRIなどの画像所見が重要である．脳室系が内部から圧迫されるために，丸みを帯びた脳室拡大像を呈し，MRIのT2強調像では側脳室周囲の白質変性像を認める（図2a）．第3脳室，中脳水道，第4脳室も拡大し，脳底槽やSylvius裂の拡大も認められる．冠状断像での高位円蓋部くも膜下腔の狭小化も重要な所見である（図2b）．腰椎穿刺で20～40 mLの脳脊髄液を排除するタップテスト，またはドレナージチューブから脳脊髄液を持続的に排除する髄液排除試験（ドレナージテスト）を施行して，臨床症状の改善度をみることが診断の補助となり，シャント術の適否決定にも有用である．

　正常圧水頭症の治療はシャント術が行われる．シャント経路は，脳室-腹腔（V-P），脳室-心房（V-A），腰椎くも膜腔-腹腔（L-P）から選択されるが，わが国ではV-Pシャントが主流である．過剰排液により硬膜下水腫や血腫を併発することがあるため，シャントバルブは術後にも設定圧変更が可能な圧可変式が有用である．臨床的三主徴がそろった症例や，歩行障害を初発症状とした症例ではシャント術での改善率が高いといわれている．一方，典型的症候を示さない症例では手術適応の判断に窮することがあり，画像所見や臨床所見の定期的観察で経過をみる場合もある．正常圧水頭症は治療可能，回復可能な認知症（treatable dementia）であり，特に高齢者において適切な診断，治療が重要である．

文献
1) 千葉康洋：正常圧水頭症：神経症候群V，領域別症候群シリーズ30. 日本臨牀別冊，pp542-545, 2000.
2) 石川正恒：特発性正常圧水頭症：痴呆症学2. 日本臨牀62巻増刊号，pp290-294, 2004.

問題 2

患者：82歳，女性．
既往歴：特記事項なし．
現病歴：2年ほど前から，物の置き忘れが多いことを家族が感じていた．1年前から同じ話や同じ質問を繰り返すようになり，大事な約束をしばしば忘れるようになった．半年前から服の前後を間違えたり，寝間着の上に服を着るようになった．心配した家族に連れられて神経内科を受診した．
神経学的所見：意識は清明で構音障害なし．「家族から健康診断を勧められたので来ました．調子が悪いところはありません」と言い，物忘れについての自覚はなかった．礼節は保たれ，診察には協力的であった．腱反射は正常で病的反射はなかった．筋強剛はなく，パーキンソニズムは認められなかった．
検査所見：HDS-Rは14/30点，MMSEは15/30点で，見当識の障害，記銘力の障害が目立った．一般内科所見，血液生化学検査では特記すべき異常はなかった．血清梅毒反応は陰性で，甲状腺機能も正常であった．
　初診時の頭部MRI像（図1）を示す．

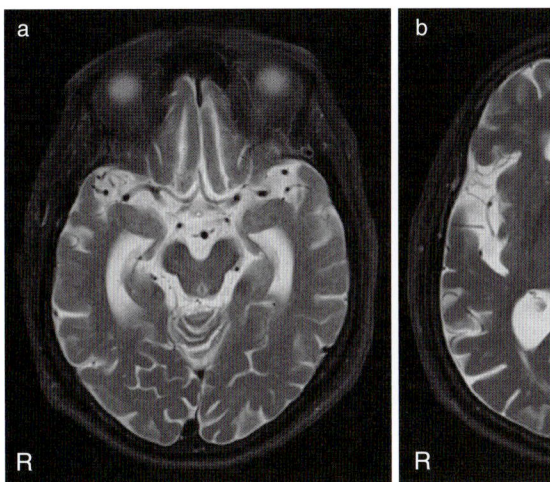

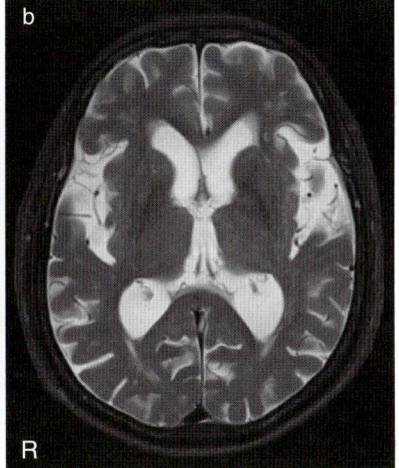

図1　頭部MRI T2強調水平断像
a：中脳・海馬レベル，b：基底核レベル，R：右側

1) 臨床所見と画像所見から，現時点で最も考えられる疾患は何か？

A 正常圧水頭症
B Alzheimer型認知症
C Lewy小体型認知症
D Pick病
E 脳血管性認知症

答え 2-1 B Alzheimer 型認知症

【解説】

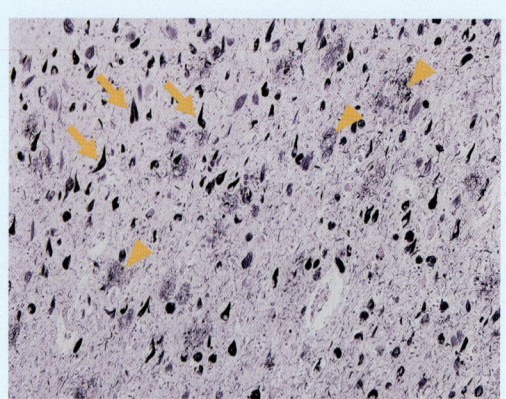

図 2 Alzheimer 型認知症患者の海馬における多数の老人斑(矢頭)と,多数の神経原線維変化(矢印)
Gallyas-Braak 銀染色,10 倍

　Alzheimer 型認知症患者には病識がないことが多いため,家族や介護者からの詳細な病歴聴取が診断に重要である.職場でのミスや,同じ話を繰り返すことにより周囲が気づく例が多い.臨床症状の中心は進行性の記銘力障害であり,理解や判断力の障害,性格変化などの高次脳機能障害が加わる.記銘力障害は現時点に近い出来事を忘れる近時記憶の障害が特徴で,次第に時間や場所に関する見当識障害を示す.進行すると喚語障害(語想起障害)や失語などの言語面での障害がみられる.構成失行,着衣失行,観念失行や視空間失認,相貌失認,左右失認などの高次脳機能障害が加わり,計算力の低下もみられる.無関心,うつ状態,自発性低下,不安,徘徊,不穏,妄想,暴力,脱抑制,不潔行為,昼夜逆転などの精神症状がみられることも多い.反響言語や語間代,全身痙攣がみられることもある.

　頭部 CT,MRI では,前頭葉,側頭葉,頭頂葉の萎縮や脳溝の拡大,海馬の萎縮を反映した側脳室下角の拡大,側頭葉内側部の萎縮が重要な所見である(図 1).脳血流シンチグラフィでは側頭頭頂葉や後部帯状回の血流低下がみられ,進行すると前頭葉に及ぶ.鑑別すべき疾患として脳血管性認知症,老人性うつ病,Lewy 小体型認知症,嗜銀顆粒性認知症,進行性核上性麻痺,Pick 病,慢性硬膜下血腫,正常圧水頭症,甲状腺機能低下症,神経梅毒などが挙げられ,各疾患に特徴的な神経学的所見,画像所見,血液検査所見などを参考に治療可能な疾患を鑑別することが重要である.

　神経病理学的には多数の老人斑,神経原線維変化の出現が特徴である(図 2).老人斑を構成する主要成分はアミロイド β 蛋白であり,神経原線維変化は異常にリン酸化されたタウ蛋白を主な構成成分とする.

　Alzheimer 型認知症には,現時点で本質的な治療法はない.減少するアセチルコリンの分解を抑制するアセチルコリンエステラーゼ阻害薬や,過剰なグルタミン酸による NMDA 受容体の活性化を抑制する NMDA 受容体のアンタゴニストが治療薬として認可され,一定の有効性は認められている.アミロイド β 蛋白やタウ蛋白に対するワクチン療法の研究も進められ,根治的治療薬として期待されている.

文献
1) 柳澤勝彦:Alzheimer 型老年痴呆:神経症候群II,領域別症候群シリーズ 27.日本臨牀別冊,pp395-397,1999.
2) 難波吉雄:孤発性 Alzheimer 病:痴呆症学 2.日本臨牀増刊号,pp61-65,2004.

問題3

患者：72歳，男性．
既往歴：特記事項なし．
現病歴：3週間前から着替えや入浴など身のまわりのことが急にできなくなった．家から出ようとせず，次第に言葉を話さなくなった．2週間前から歩行時のふらつきがあり，しばしば転倒するようになった．数日前から四肢のぴくつきが出現してきたため受診した．
検査所見：初診時の頭部MRI T2強調像（図1）と拡散強調像（図2）を示す．

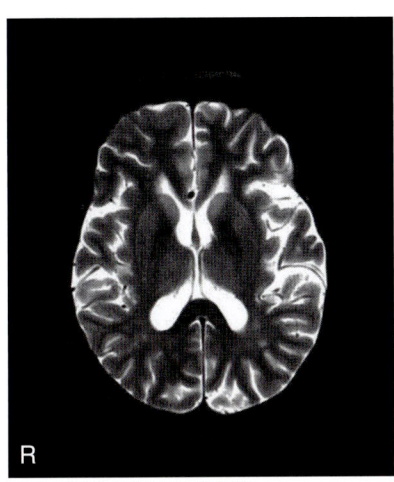

図1 頭部MRI T2強調像
R：右側

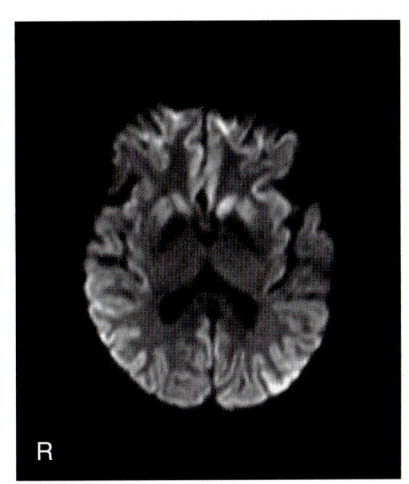

図2 頭部MRI 拡散強調像
R：右側

1) 頭部MRI拡散強調像での高信号所見について正しいものはどれか？

A 撮影条件によるアーチファクトである
B 加齢による変化であり，高齢者では正常所見である
C 広範な大脳の炎症所見が推定される
D 血管支配域に一致せず，脳梗塞では説明できない
E 痙攣発作による二次性の変化である

2) 診断は何か？

A ヘルペス脳炎
B Creutzfeldt-Jakob（クロイツフェルト・ヤコブ）病
C 両側内頸動脈閉塞症
D Alzheimer型認知症
E てんかん重積

答え 3-1 **D** 血管支配域に一致せず，脳梗塞では説明できない

答え 3-2 **B** Creutzfeldt-Jakob 病

【解説】

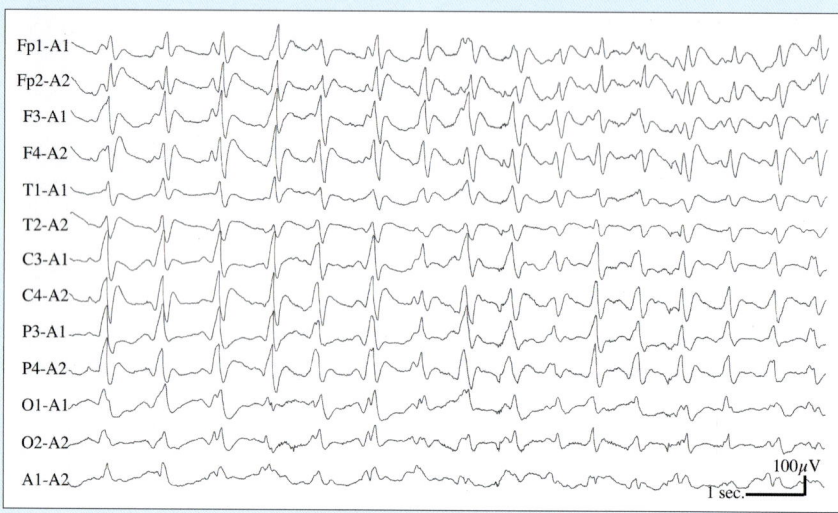

図3　CJD 患者の脳波（周期性同期性放電）

　孤発性 Creutzfeldt-Jakob 病（CJD）はほとんどの症例が比較的急性に発症し，数カ月以内に無動性無言状態に至る致死性疾患である．年間およそ100万人に1人の割合で発症し，患者の多くは50歳以上である．本症例で認められた四肢のぴくつきはミオクローヌスであり，発症から数週間以内に出現することが多い．診断は臨床経過に加えて周期性同期性放電（periodic synchronous discharge：PSD）を呈する典型的な脳波所見（図3），脳脊髄液所見（総タウ蛋白高値，14-3-3 蛋白陽性）などを参考にして行うが，頭部 MRI 拡散強調像における大脳皮質や基底核の広範な高信号域は特徴的であり（図2），発症早期から観察され診断に有用である．注意深く観察すれば，拡散強調像の高信号域に一致して，T2 強調像や FLAIR 像でも本症例のように大脳皮質や基底核の軽度高信号を認める場合がある（図1）．

文献
1) 厚生労働省プリオン病及び遅発性ウィルス感染症に関する調査研究班：クロイツフェルト・ヤコブ病診療マニュアル（改訂版）．2002．
2) 佐藤猛：クロイツフェルト・ヤコブ病．感染症の診断・治療ガイドライン 2004．日本医師会雑誌 生涯教育シリーズ 66, pp196-201, 2004.

3 主訴別の患者の診かた

5 物忘れを訴える患者の診かた

　「物忘れ」を主訴に神経内科を受診する患者は急速に増加している．認知症患者数は65歳以降では人口の5～10%，85歳以降では20～30%，国内全体で400万人以上の患者がいると考えられているが，高齢化社会の到来により今後も増加すると推定されている．マスコミでの認知症特集記事や，「認知症は早期に治療すれば進行を抑制することができる」という宣伝，啓発が増え，認知症に関する社会的関心も増加していることに加え，医療側でも「物忘れ外来」の開設，診断技術の向上などにより認知症の診断・評価が正しくなされるようになったことも認知症患者数の増加に拍車をかけている．一方で，「認知症でないか心配」と訴えて受診する健常者，認知症と誤診されて紹介受診する老人性うつ病患者なども増加しており，認知症の評価が正しく行われていない場合がまだ多いことも事実である．

　本節では物忘れを主訴に受診する患者や認知症が疑われる患者の診察のコツや，初診時に注意すべき観察ポイント，検査法，認知症でみられる各種症候，代表的な各種疾患の鑑別法について概説したい．

物忘れとは

　物忘れという訴えにはさまざまな状態が含まれるが，神経学的には主に「記憶障害」を指す．一般では「物忘れ」＝「認知症」＝「Alzheimer型認知症」と考える傾向があるが，これは大きな間違いである．物忘れには，誰にでも経験のある生理的範囲内のレベルから日常生活や職業に影響が出るレベル，重度認知症まで，さまざまな連続した段階がある．

　記憶には「記銘（新しい経験や知識を覚え込む）」，「保持（記銘した内容を取り入れてインプットしておく）」，「想起（保持した内容を必要に応じて取り出して利用する）」の3段階がある．この過程のどこかに障害が起こった状態を記憶障害（memory disturbance）と称し，「今やったことを忘れる」，「新しいことを覚えられない」，「以前のことが思い出せない」などの症状を呈する．記銘が障害された状態が「記銘障害」であり，認知症に限らず，精神遅滞，意識障害においてもみられる．「保持障害」は過去に記銘した記憶材料が消失する状態である．「俳優の名前が出てこない」，「以前行った地名が思い出せない」などは「想起障害（追想障害）」であるが，しばらくして思い出したり，ヒントにより思い出すことができれば正常レベルであることが多い．記銘障害のみの段階では加齢に伴う「良性健忘」や後述する「軽度認知障害」との鑑別が難しく，認知症を初期の段階で診断することは難しい．健常者でも対象（内容）に興味がなかったり，ぼんやりした状態に陥っていれば記銘力は低下する

が，これは「注意障害」と呼ばれ記銘障害とは区別される．

また記憶は，1分以内程度のことまでを覚えている「即時記憶（短期記憶）」，数分前までのことを記憶する「近時記憶」，昔のことを覚えている「遠隔記憶」に分類することもできる．「月日がわからない」，「場所がわからない」，「人物がわからない」という症状もしばしば物忘れと混同されるが，これは「見当識障害」である（「月日が思い出せない」，「場所が思い出せない」，「人物が思い出せない」は記憶障害である）．

認知症とは

認知症を定義することは難しいが，「何らかの脳の障害によって，それまでに獲得していた認知機能が低下し，持続的な日常生活の障害をきたした状態」といえる．認知症の中核症状は記憶障害であるが，認知機能とは記憶力だけでなく，思考，見当識，理解，計算，学習能力，言語，判断力などの高次脳機能全般を指す．

認知症の中核症状とは

認知症の中核症状は高次脳機能障害であり，なかでも記憶障害が最も重要で初期からみられることが多い．他の中核症状には見当識障害（時間，場所，周囲の状況を正しく認識する能力の障害），失認（近所で道に迷う，物が何かわからない），失行（いつも使っていた電化製品の使い方がわからない，服の着方がわからない，道具がうまく使えない），失語（言葉がうまく出てこない，物の名前が出てこない），実行機能障害（買い物に行っても目的に合ったものを買ってこられない，段取りが立てられない，計画できない），判断力の障害，思考力の障害などがある．

これらの中核症状は程度の差はあれ，すべての認知症患者にみられ，疾患の進行とともに悪化する．代表的な認知症であるAlzheimer型認知症においては，まず記銘力（特に近時記憶）が障害され，次いで見当識が障害される．

認知症の周辺症状とは

認知症に伴ってみられる周辺症状をBPSD（behavioral and psychiatric symptoms of dementia）と呼び，介護面からも重要視されている．BPSDは認知症の中期頃から目立つことが多く，妄想（実際にはないことを患者が確信する状態），幻覚〔いない人の声が聞こえる（幻聴），実際にないものが見える（幻視）〕，徘徊（目的もなく歩き回る，夜間に外に出ようとする），昼夜逆転（睡眠覚醒リズムの障害），不潔行為（不潔なものを食べる，便器以外の場所で排泄する，自分の便をもてあそぶ），易怒性・暴言・暴力・攻撃性（ささいなことですぐ怒る，大きな声をあげる，手をあげようとする），不安・焦燥（落ち着かない，いらいらしやすい），抑うつ・自発性低下（じっとしてやる気がない，趣味や関心があったことに興味を示さなくなった），異食行為（何でも食べようとする），介護への抵抗（入浴や着替えを嫌がる），嗜好の変化（以前は食べなかった甘い物を食べるようになった）などを指す．

幻覚のなかで頻度が高い幻視では，何もないところを指さして「そこに知らない人が立っ

ている」とか「庭で子どもが遊んでいる」というように訴える．妄想にはさまざまな種類があるが，頻度が高いのは「被害妄想」と「物盗られ妄想」である．被害妄想では「みんなはご飯を食べたのに，私だけ食べさせてくれない」と考えたり，物盗られ妄想では，財布などを置き忘れた時に「誰かが盗ったに違いない」と大騒ぎして非常に疑い深くなったりする．警戒して大事な物を隠し，見つけることができなくなりさらに被害的になったり，家族が見つけても「やっぱりあんたが盗んでいた」と考えたりする．作話はKorsakov（コルサコフ）健忘症候群などでみられ，つくり話であるという意識は全くなく，本人は真実と思って話をする．

　認知症患者の介護において問題となるのは中核症状よりもBPSDであることが多く，認知症患者が初めて病院を受診してくるきっかけとなることも多い．BPSDは，患者によってさまざまで，みられない場合もあり，疾患の重症度や進行とあまり相関しない．患者自身は自覚がないので，介護者や周囲にBPSDの有無を聞くことは診断・治療の面で重要である．中核症状よりもBPSDが目立つ場合には，Lewy小体型認知症やPick病などの前頭側頭型認知症が疑われる．

認知症と誤診しやすい病態

加齢による物忘れとの鑑別

　加齢による物忘れ（age associated cognitive decline）は「生理的健忘」，「良性健忘」とも呼ばれ，基本的には経過とともに悪化しない．誰でも経験のある，いわゆる「ど忘れ」といわれるレベルの健忘も含まれる．体験の一部を忘れている場合や想起の障害の場合は，何らかのきっかけやヒントがあれば思い出すことができる．

軽度認知障害（MCI）との鑑別

　軽度認知障害（mild cognitive impairment：MCI）は認知症の前駆状態として近年注目されている概念で，正常とはいえないが認知症とも診断できない境界状態を指す．本人または家族から認知機能低下の訴えが聞かれ，基本的な日常生活機能（着替えや入浴など）は基本的に自立しているが，複雑な日常生活機能（交通機関や金融機関の利用など）は軽度に障害されるレベルである．認知症と同様に病名ではなく病態を指し，Alzheimer型認知症に進展する症例も多いが，老人性うつ病などを含めて多くの病態が含まれている．

せん妄との鑑別

　せん妄（delirium）は軽度の意識障害に幻覚や妄想，見当識障害を伴った状態で，神経内科では他科からコンサルテーションされることが非常に多い．夕刻や夜間に悪化し（夜間せん妄），不穏状態を伴いやすい．比較的急速に出現し，症状は動揺性で数時間〜数週間で回復するが，せん妄状態であった間の記憶は回復後も部分的に欠如する．せん妄が軽度であれば意識障害を見落とすこともあり，認知機能検査を行うと成績の低下がみられるので，認知症と誤診しないためには周囲への経過の問診が重要である．肺炎などの身体疾患を合併

することが多く，入院などの環境変化が関与することが多い．睡眠薬，抗うつ薬などの薬物の副作用でも出現するので服薬歴の問診が重要である．

認知症患者にはせん妄が出やすい傾向がある．認知症が明らかでなかった患者が環境の変化や薬物の変更によりせん妄状態となり，その後に認知症が明らかになることもあるので，せん妄と考えられても経過観察が重要である．

抑うつ状態，老人性うつ病との鑑別

認知症と診断された症例の10％以上がうつ病であったとの報告もあり，認知症が疑われる患者においては抑うつ状態の有無を常に鑑別する必要がある．一方で，多くの認知症に抑うつ状態を合併することも事実であり，認知症患者の抑うつ状態は慎重に評価・観察する必要がある．抑うつ状態やうつ病と診断した患者が，経過とともに認知症になることも稀ではない．

退職や配偶者の死など何らかの誘因を契機として発症することが多く，患者自ら物忘れを強調することも多い．注意の集中が困難となるため記銘力や判断力の低下が起こり，「抑うつ性仮性認知症（depressive pseudodementia）」と呼ばれる．高次脳機能障害は記憶障害に限局していることが多く，近時記憶と遠隔記憶の障害に差がないのが特徴である．自身ないし周囲に対する関心を失っているが，質問に対して何らかの答えをすることはでき，疎通性や協調性はあり，周囲の状況は理解している．思考のスピードが遅くなるため返答に時間を要する一方で，「わかりません」と即答する傾向もある．抑うつ顔貌（☞ 28ページ）を呈し，話し方は緩慢であり，Alzheimer型認知症患者のように多幸的に取り繕って流暢に答える反応とは印象が異なる．思考内容は自責的，自罰的であり，高次脳機能障害が軽いわりにADL障害が強いのが特徴である．睡眠障害，食欲減退を合併し，抑うつ気分は動揺性で夕刻～夜間に悪化する傾向がある．

どのような症状から認知症を疑うか

まず家族や同僚など周囲が異常に気づく場合が多い．「同じことを何度も言ったり，聞いたりするようになった」，「風呂の水を出しっぱなしにする」，「同じ物を買ってくる」など記憶障害を示唆する訴えが多いが，「家でじっとしていることが増えた」，「昼間うとうとして，夜起きていることが多くなった」などという行動の変化や，「約束の時間を非常に気にしたり，予定よりずっと早く出かけようとする」，「以前よりもひどく疑い深くなった」などの不安症状，性格変化で気づかれる場合もある．

物忘れを訴える患者を診察する際に，まず確認すべきは，物忘れが本人のみの訴えか，周囲も感じているかである．つまり，本人のみの自覚で日常生活上の影響は出ていないのか，周囲が影響を受けて独力での社会生活が困難であるのかを問診する必要がある．物忘れを心配して一人で受診してきた場合は生理的健忘が多いといわれるが，軽度認知障害や認知症初期の可能性は十分にある．本人からの問診だけでは正常か異常かの判定には慎重を要するが，「仕事上のミスが多くなった」，「大事な会議をすっぽかした」，「簡単な計算の間違

物忘れ外来

小山田記念温泉病院では認知症患者の適切な診断と治療だけでなく，正常または軽度認知障害と診断された患者のフォローアップも目的として，2007年より「物忘れ外来」を開設した．神経内科専門医が担当し，神経学的診察，頭部MRI，脳血流シンチグラフィ，血液検査などを行い，抑うつ状態の評価，言語療法士による高次脳機能検査も施行して，総合的に評価と鑑別診断を行っている．Alzheimer型認知症と診断される患者が多いが，Lewy小体型認知症，前頭側頭型認知症と考えられる症例を稀ならず経験する．正常または軽度認知障害，老人性うつ病や心気症など受診者は多彩である．治療開始症例，経過観察症例を含めて原則全例をフォローし，臨床データの蓄積，認知症の経過に関する検討も行っている．

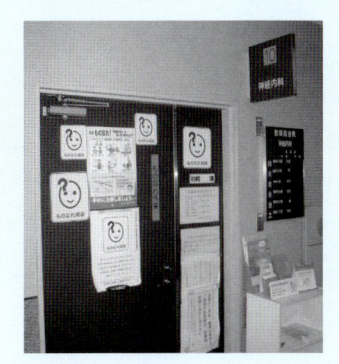

小山田記念温泉病院の「物忘れ外来」

いが多くなった」といった訴えは注意すべきである．筆者は，「車で買い物に行って，バスで帰ってきてしまった」との自覚症状で受診した初期のAlzheimer型認知症の患者を，最近相次いで経験した．

認知症の診断

正常から軽度認知障害，認知症へは連続して移行し，明確な境界線はない．軽度の認知症の診断は非常に難しく，重度の認知症となれば誰がみても容易に診断でき，まさに認知症の診断は「後医は名医」である．診断が行き過ぎないよう注意が必要であると同時に，軽度の異常を見逃さないように注意することも重要である．

視診で注意すべきこと

診察室への入室時の歩行状態から，動作緩慢，片麻痺，パーキンソニズムの有無を観察する．天候や季節，場にそぐわない服装，上下でちぐはぐな服装をしていれば，見当識の障害，着衣失行，判断力の障害が示唆される．表情から仮面様顔貌や抑うつ顔貌の有無を観察する〔☞第2章(11ページ)参照〕．

問診で注意すべきこと

Alzheimer型認知症では近時記憶から障害されるので，遠い事柄(誕生日，卒業校など)，最近の事柄(今朝の食事，誰と来たかなど)を分けて問うとよい．見当識障害は通常，月日に関する障害から場所に関する障害へと進むので，「今日は何月何日ですか？」，「ここはど

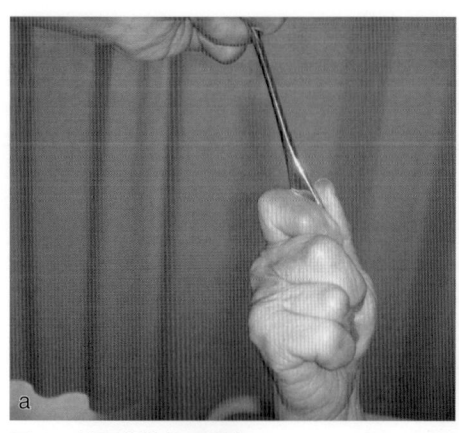

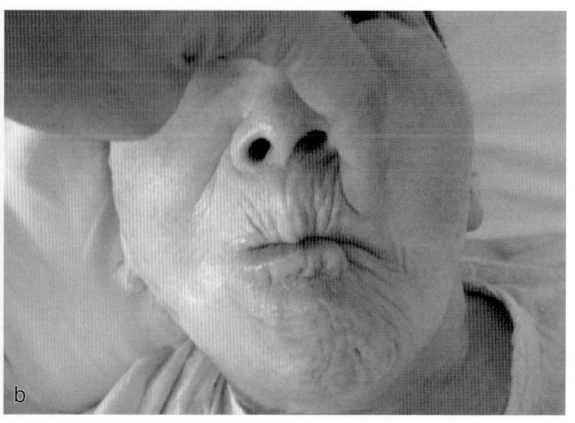

図1 前頭葉徴候の観察(a：70代，男性．前頭側頭型認知症，b：70代，女性．進行性核上性麻痺)
a：把握反射，b：吸引反射

こですか？」と質問してみるとよい．

　Alzheimer型認知症患者は，初期には物忘れを自覚し深刻感をもって訴えることがある．一方で，Alzheimer型認知症の患者が「最近，ぼけがひどいんですわー」と多幸的に言い，深刻感がない場合は，自分の状態を理解しているのではなく，謙遜や口癖で言っていることが多い．認知症の患者に「物忘れはありますか？」と問うのは無意味だといわれるが，自覚症状や質問に対する反応，取り繕いなどを観察する面から考えると意味がある．

　病歴だけでなく，構音障害，言語機能の障害を伴っていないかを問診をしながら観察する．診察に対して協調性があるか，礼節が保たれているかの観察も重要である．統合失調症の患者は周囲に対して全く没交渉であり，疎通性や協調性を欠いている．Pick病などの前頭側頭型認知症でも同様の反応がみられ，問診や診察には非協力的で反社会的行動がみられる．

前頭葉徴候の観察

　前頭葉徴候があるかどうかの診察は認知症，特に前頭側頭型認知症の診断で重要である．古典的な前頭葉徴候としては，「把握反射(grasp reflex)」や「吸引反射(sucking reflex)」がある．把握反射は母指と示指の間の手掌をハンマーの柄や検者の指で軽くこすると手指が屈曲し，これを把握しようとする運動が起こるかどうかをみる(図1a)．問診をしながらなど，患者の注意がそれた状態で何気なく施行するのがコツである．吸引反射は，口を軽く開かせ，上唇から口角にかけて舌圧子やハンマーの柄で軽くこすると口をとがらせる反応である(図1b)．

改訂長谷川式簡易知能評価スケール(HDS-R)のとり方

　HDS-Rは外来で施行できる優れた高次脳機能のスクリーニング法であるので，物忘れを訴える患者においてはぜひ施行していただきたい．一般内科医だけでなく，看護師，コメディカルでも簡便に施行できる検査である．より詳細な高次脳機能検査(WAIS，ADAS-cog

など)は時間を要するだけでなく，患者の協力，集中力に加えてある程度の理解力も必要であるので，必要に応じて認知症の専門家や言語療法士，臨床心理士に依頼すればよい．

　HDS-Rでは大まかな高次脳機能障害の有無とその程度を判定することができる．年齢，日時の見当識，場所の見当識，3単語の記銘，計算，数字の逆唱，3単語の遅延再生，5つの物品記銘，言語の流暢性の9項目からなる．施行時間は10分程度と短く，事前に年齢のみ確認しておけば，ほかに被検者の情報を知る必要がない．類似のスクリーニング検査であるMMSEは構成能力，意味理解，復唱が含まれている点でHDS-Rとは異なる．

　HDS-Rはあくまでもスクリーニングであり，認知症の診断はできない．30点満点で20/21点をカットオフ値としているが，単に点数だけをみるのではなく，どこで減点されたかをみることも重要であり，各質問の意味・意図を理解して，結果を正しく解釈する必要がある．特に，日時の見当識と遅延再生(桜，猫，電車を数分後に再生してもらう)の項目はAlzheimer型認知症では初期から障害される．後日再検すると，「そういえば前回の検査では曜日を間違えたな」などと覚えていたり，「学習効果」により点数が改善すれば良性健忘である可能性が高い．HDS-Rで21点以上あっても遅延再生の項目が不釣り合いに減点されている症例，学習効果のみられない症例はAlzheimer型認知症に進展する可能性が高い．

認知症を呈する疾患の鑑別法

治療できる認知症

　内科的治療が可能な認知症を呈する疾患としては甲状腺機能低下症，ビタミンB_1欠乏症，神経梅毒などがあり，脳外科的処置により治療が可能な疾患としては慢性硬膜下血腫，正常圧水頭症，脳腫瘍などがある．

■ 甲状腺機能低下症

　無気力，無関心，記憶力・集中力低下，動作緩慢，抑うつなどがみられる．臨床での頻度は比較的高いため，認知症が疑われる患者では甲状腺機能検査の施行は必須である．

■ ビタミンB_1欠乏症

　アルコール多飲者に発症することが多く，診断には問診が重要である．また，ビタミンの需要が増大している状態(重症感染症，妊娠悪阻)や，経口摂取ができない患者においてビタミンを含まない点滴の長期継続により医原性に生じることもあるので，注意が必要である．急性期にWernicke脳症，回復後にKorsakov症候群を生じる．Wernicke脳症では無関心，注意力低下，見当識障害，眼球運動障害や失調歩行を呈し，重度となれば昏睡，死亡に至る．Korsakov症候群では健忘，作話，見当識障害，病識の欠如が特徴的である．

■ 神経梅毒

　梅毒感染後 10～20 年を経て至る第 4 期梅毒であり，「進行麻痺」と呼ばれる．*Treponema pallidum* の中枢神経系への進入による前頭葉，側頭葉の障害のため，性格変化，感情失禁，失語などを呈する．現在でも決して稀ではなく，認知症が疑われる患者では血清梅毒反応をスクリーニングするべきである．さらに，脳脊髄液の梅毒反応が陽性であれば診断でき，ペニシリンの大量投与によって症状改善が期待できる．

■ 慢性硬膜下血腫

　緩徐進行性の記憶障害，意欲低下，見当識障害を呈する．数週～数カ月前に頭部打撲の既往がある場合が多いが，アルコール多飲者や高齢者では明らかでないこともある．血腫の部位により失語や片麻痺を呈するが，脳萎縮が強い例では局所神経症候が明らかでない場合も多い(☞ 118 ページ, 図 5)．

■ 正常圧水頭症

　精神症状(認知症)，歩行障害，尿失禁を三主徴とする．精神症状は記銘障害から始まることが多く，注意力や判断力，見当識の低下を示すが，妄想や異常行動を呈することは少ない．自発性が乏しくなり周囲への関心，興味を示さず，思考や動作の緩慢化が目立つのも特徴である．歩行は小刻みで，左右の幅が広い不安定性歩行を示す．尿失禁は比較的遅れて出現する(☞ 123 ページ, 問題 1)．

■ 脳腫瘍

　前頭葉の腫瘍，特に髄膜腫では認知機能障害が前景に立つ．脳萎縮が強い患者ではかなり進行するまで症状が出現しにくく，症状の進展が遅い場合はしばしば認知症と誤診される．

Alzheimer 型認知症

　Alzheimer 型認知症(senile dementia of Alzheimer type：SDAT)は認知症の原因疾患として最も多く，約半数を占める(☞ 125 ページ, 問題 2)．

臨床的特徴　多くは 65 歳以上の発症であるが，40 代からみられる．発症からの平均余命は 7～10 年と考えられている．職場でのミスや，同じ話を繰り返すことにより気づかれることが多い．記銘力の低下を含めた認知機能障害のために日常生活に支障がある点と，緩徐進行し局所神経症候を伴わない点が特徴である．

　進行性の記憶障害が臨床症状の中心であり，次第に場所や時間に関する見当識障害を示す．喚語困難，語想起の障害は比較的初期からみられ，「あれ，あれ，あれだよ」，「これ，これ」のように指示語が多くなる．進行すると錯語，語間代がみられることもある．理解や判断力の障害，計算力の低下，着衣失行，視空間失認，相貌失認などの高次脳機能障害が次第に加わる．

　性格変化，抑うつ状態，自発性低下，不安，徘徊，妄想，暴力，不潔行為，昼夜逆転などの周辺症状(BPSD)がみられることも多いが，幻視は少ない．妄想のなかでも物盗られ妄

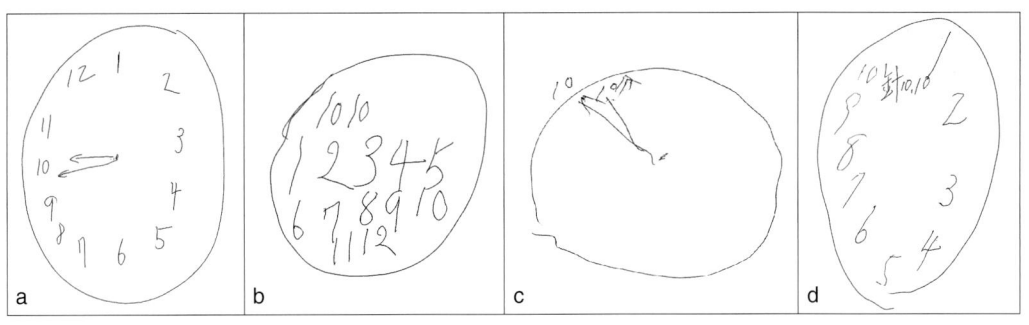

図2　時計描画試験(a：70代，女性．b：70代，男性．c：80代，女性．d：80代，女性．すべてAlzheimer型認知症)

想は特に頻度が高く，女性に多い．財布や通帳などがなくなったと騒ぎ，介護者が妄想対象となることが多い．「自分の夫が偽物になって，本物はどこかに行ってしまった」という「Capgras症候群」や，鏡に映った自分に話しかける「鏡現象」などの「人物誤認妄想症候群」を呈することもある．

歩行障害やパーキンソニズム，嚥下障害はかなり進行するまで出現しないが，末期には失外套症候群，屈曲肢位を呈し，摂食や排泄も困難となり寝たきりになる．

検査のポイント　問診に対する答えは流暢であるが，HDS-Rを施行してみると予想外に低得点で驚くことも多い．月日に対する見当識障害は比較的初期からみられるが，人物に対する見当識障害が出現するのはかなり進行してからである．質問の答えを間違えても「あーそうだ，そうだったね」と取り繕ったり，答えられなくても「そんなこと最近考えたこともないでねー」などと笑ってごまかす傾向がある．同席した家族に「どうだったかね」と振り返って聞く「head turning sign」がしばしばみられる．10時10分を指しているアナログの時計を描いてもらう「時計描画試験(clock drawing test)」は，診断に85％の感度があるといわれる(図2)．頭部CTやMRIでは側脳室の拡大(特に後角～下角)，海馬の萎縮を認める．

診断のポイント　緩徐進行性の記憶障害に周囲が気づいて受診することが多い．患者には病識がないことが多く，家族や介護者からの病歴聴取が重要である．

Lewy小体型認知症

Alzheimer型認知症と診断されていた症例の約20％はLewy小体型認知症(dementia with Lewy bodies：DLB)であるといわれ，認知症の原因疾患として実際の頻度はかなり高いと考えられている．臨床診断基準が提唱されているが，依然として他の認知症性疾患と誤診されていることが多い．Parkinson病の患者が長期経過後に認知症を呈した場合は「認知症を伴うParkinson病(Parkinson disease with dementia：PDD)」として区別する場合もある(☞43ページ)．

臨床的特徴　初老期～老年期に発症し，Parkinson症状(筋強剛，仮面様顔貌，小刻み歩行，すくみ足など)と進行性の認知機能障害を主症状とする．認知症が先行する症例とパーキンソニズムが先行する症例がある．

認知機能の変動(反応が鈍く動作も緩慢かと思えば，スイッチが入ったように意識清明と

なり，動作，歩行が急にスムーズになる）とパーキンソニズム，幻視が特徴である．「家の中に子どもがいる」，「天井を虫が這っている」などと非常に鮮明で具体的な幻視を訴える．REM睡眠行動異常（睡眠中に突然大声を出す）や抑うつ状態も初期からみられ，認知症の発症に先行することもある．抗精神病薬を投与するとしばしば過剰に反応してパーキンソニズムや認知機能が悪化するのが特徴である．パーキンソニズムがある点でAlzheimer型認知症よりも寝たきりになるまでの経過が早い．

検査のポイント　高次脳機能障害はAlzheimer型認知症ほど目立たない．記銘力も比較的保たれているので，認知機能検査は初期にはあまり参考にならない．頭部CTやMRIでも，脳萎縮は初期には明らかでない．

診断のポイント　鮮明な幻視が目立ち，パーキンソニズムがみられれば本疾患を疑う．

脳血管性認知症

脳血管性認知症（vascular dementia：VaD）は実際に診断されているよりもかなり少なく，認知症の10〜20％程度であると推定されている．

臨床的特徴　多発性脳梗塞による場合は「多発梗塞性認知症（multi-infarct dementia：MID）」と呼ばれ，意欲低下，注意力や集中力の低下が目立つ．興味のある項目に対しては記憶力も保たれており，健忘は目立たないことが多い．小刻み歩行やすくみ足などのパーキンソニズム，構音障害，仮性球麻痺，痙性対麻痺を伴っていることも多いので，姿勢や歩行状態，話し方を観察することも重要である．感情失禁や抑うつ状態の合併も多いが，BPSDは目立たないことが多い．判断力や抽象的思考力，人格はよく保たれ「まだら認知症」と呼ばれる．

広範な大脳白質の変性像がみられる場合は「Binswanger（ビンスワンガー）型認知症」と呼ばれ，局所神経症候が目立たず，緩徐進行性の認知症を呈する．尿失禁，構音障害，歩行障害を伴うことが多い．

視床，海馬，尾状核，帯状回の病変では小梗塞によっても急性発症の認知症を呈し，「strategic single infarct dementia」と呼ばれる．

検査のポイント　MRIなどの画像所見が重要であるが，高齢者にしばしばみられる基底核に散在するラクナは認知症の原因にはならず，脳血管性認知症の過剰診断になりやすいので注意が必要である．

診断のポイント　脳梗塞の既往のある患者が認知症を呈した場合や，認知症患者のMRIで脳梗塞が認められると，安易に脳血管性認知症の診断がつけられる傾向があるが，認知症と脳血管障害の関連づけは難しいことも多い．認知症症状がある日突然発症した，階段状に増悪しているなどの経過が重要である（認知症症状が緩徐に進行していれば，脳血管障害が画像上認められてもAlzheimer型認知症を考える必要がある）．構音障害，片麻痺，パーキンソニズムなどの神経症候の有無を観察する．

混合型認知症

脳血管性認知症とAlzheimer型認知症が合併することは稀でなく，偶然の期待値よりも

高い．画像所見で脳血管病変がなければ脳血管性認知症は否定できるが，逆に脳血管病変があっても Alzheimer 型認知症を否定することは困難である．Alzheimer 型認知症と考えられる患者に脳血管病変が認められても認知症との関連が不明な場合は，「混合型認知症」ではなく「脳血管障害合併 Alzheimer 型認知症」とするべきである（図3）．

前頭側頭型認知症

前頭側頭型認知症（frontotemporal dementia：FTD）は人格変化や感情障害，進行性の言語障害を呈し，従来は Pick 病と診断されていた疾患群である（☞57ページ）．
臨床的特徴 把握反射などの前頭葉徴候がみられる．意味記憶が選択的に障害される「意味記憶障害（semantic dementia）」を呈すると，言葉は流暢であるが，「野菜の名前をたくさん言ってください」と質問した際に，「野菜ってなあに？」と語義を聞き返してくる．「お歳はおいくつですか」と質問すると，「お歳はおいくつですか」と相手の言葉をおうむ返しにする「反響言語（echolalia）」がみられることもある．「原発性非流暢性失語（primary non-fluent aphasia）」を呈すると，運動失語様の努力性発語，喚語困難，音韻性錯語，構音のゆがみを呈する．手に触れる物は何でも口に入れてしまう傾向（口唇傾向）がみられることがある（図4）．

Pick 病は前頭側頭型認知症の代表的疾患であるが，実際の頻度はかなり低い．周囲に対して無関心，無気力，人格変化，わが道を行く行動，性的過剰を呈する．単純な行動を反復する「常同行動」や，決まった時間に決まった行為をする「時刻表的生活」，前後の脈絡とは無関係に決まった文章や単語を繰り返す「滞続言語」が目立つ症例もある．初期から反倫理的・反社会的行動が目立つ点が，礼節や人格が比較的保たれる Alzheimer 型認知症と異なる．筋強剛やパーキンソニズムは末期まで出現しない．

筋萎縮性側索硬化症（amyotrophic lateral sclerosis：ALS）の一部に意欲低下や行動異常などの前頭側頭型認知症を伴う一群があり，「認知症を伴う ALS」と呼ばれる．
検査のポイント 頭部 CT や MRI で前頭葉や側頭葉の萎縮がみられる（図5）．HDS-R を施行すると前頭葉機

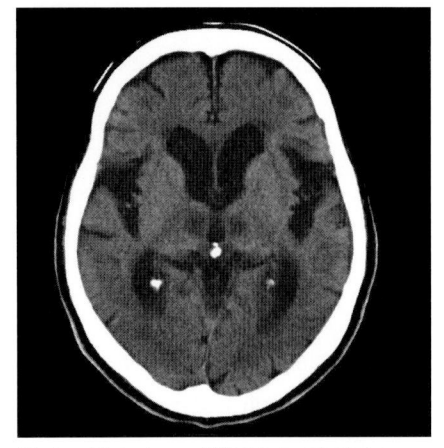

図3 Alzheimer 型認知症で加療中に両側視床梗塞を発症し，認知機能の悪化，高度の自発性低下を呈した患者の頭部 CT 像（80代，女性）

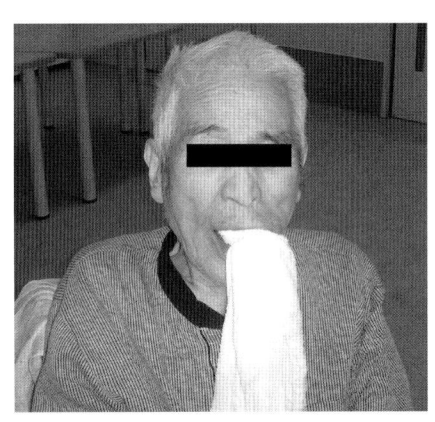

図4 口唇傾向
（70代，男性．前頭側頭型認知症）

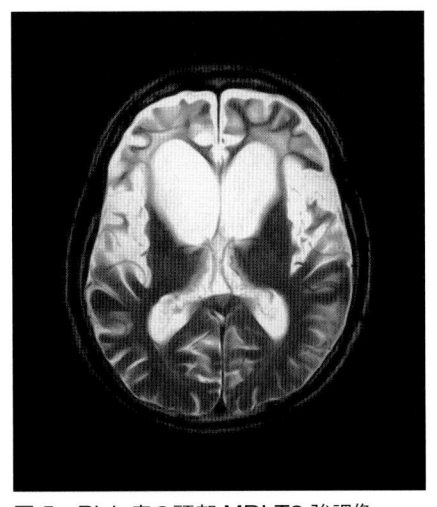

図5 Pick 病の頭部 MRI T2 強調像
（50代，女性）

能障害を反映して「野菜の名前」が流暢に出てこない場合が多い．

鑑別のポイント　記憶力が保たれるわりには脱抑制的・反社会的行動が目立つ．

進行性核上性麻痺

　進行性核上性麻痺（progressive supranuclear palsy：PSP）は多彩な精神症状，認知機能障害とパーキンソニズムを呈するため，老人性うつ病や前述のAlzheimer型認知症，Lewy小体型認知症，前頭側頭型認知症や後述の大脳皮質基底核変性症との鑑別がしばしば問題となる（☞15ページ）．

臨床的特徴　40〜70代に発症し全経過は約7年程度である．パーキンソニズムに加えて頸部後屈，垂直性眼球運動障害を特徴とする．初期には歩行障害が目立ち，次第に構音障害，仮性球麻痺，認知機能障害が加わり，前頭葉徴候が高率に認められる．Parkinson病と異なる点として，頸部後屈（Parkinson病では頸部が前屈する），振戦が目立たない，四肢の筋強剛が体幹に比して軽い（Parkinson病では四肢の筋強剛のほうが強い），症状の左右差が目立たない，初期より転倒傾向が目立つ（倒木のように後方へ転倒する）ことが挙げられる．開眼失行や眼瞼痙攣を伴う症例も多く，反響言語や「調子いいです，いいです，いいです……」のように同じ言葉を不随意的に繰り返して言う「同語反復」を呈することもある．易怒性，人格変化，脱抑制などの精神症状が初期からみられることもあり，自発性低下や思考緩慢が目立つ症例もある．

検査のポイント　頭部CTやMRIでは中脳背側（被蓋部）に萎縮がみられ，矢状断では鳥のくちばし状を呈し「ハチドリ徴候」と呼ばれる．

鑑別のポイント　高度の姿勢反射障害，体幹の筋強剛を呈し，転倒のエピソードが頻回にある．パーキンソニズムに加えて頸部後屈がみられれば可能性は高い．

大脳皮質基底核変性症

　大脳皮質基底核変性症（corticobasal degeneration：CBD）は，多彩な神経症候を呈する最近話題の神経変性疾患である（☞59ページ）．

臨床的特徴　無動，筋強剛，alien hand徴候，拮抗失行，ジストニーなどのパーキンソニズムや不随意運動などの運動症状と，失行，失語，前頭葉徴候，皮質性感覚障害，視空間認知障害などの大脳皮質症状がみられる．初発症状は一側上肢の運動障害，巧緻運動障害が多いが，認知症，異常行動，失語が早期から目立つ症例もある．症状はしばしば非対称性を示し，下肢よりも上肢に顕著なことが多い．経過とともに言語障害，歩行障害，易転倒性，核上性眼球運動障害，構音障害，嚥下障害が出現し，末期には無動性無言状態となる．

検査のポイント　頭部CT，MRIでは左右差の目立つ大脳萎縮が特徴である．

鑑別のポイント　一側上肢の使いにくさを訴える症例で，筋強剛を認め，対側の大脳萎縮があれば本疾患を疑う．

Creutzfeldt-Jakob病

　Creutzfeldt-Jakob病（CJD）はきわめて稀な疾患であるが，感染性があり，狂牛病にも

関連しているため社会的関心が高い(☞ 127 ページ，問題 3)．

臨床的特徴　初老期に発症し，初発症状は記憶障害，視覚障害，失見当識，歩行障害，めまいなど多彩である．抑うつ，易刺激性，性格変化，不眠，自発性低下，行動異常などの精神症状で発症する症例も多いが，その後の経過は比較的均一である．発症早期に四肢に一定周期で繰り返すミオクローヌスが出現し，急速に認知機能障害が進行し半年以内に無動性無言状態となる．

検査のポイント　脳波で約 1 Hz の頻度で反復して出現する周期性同期性放電がみられる．CT，MRI では初期には脳萎縮は明らかでなく，無動性無言状態になってから急速に萎縮が進行する．

鑑別のポイント　急速進行性の認知症に視覚異常やミオクローヌスを合併する場合は本症を疑う．

診察室

認知症患者への対応

　Alzheimer 型認知症の患者は初期には礼節が保たれていることが多く，医師に対する反応はしっかりしていることが多い．一方で心理的に不安定であり，こちらの態度に敏感に反応する傾向があるので，対応に気を使わなければならない．家族が物忘れを真剣に訴えると，「そんなことはない！」と急に怒り出すこともある．「自分はぼけていない」というプライドをもっており，「病院へなんか行かない」と受診を嫌がることが多いが，一方で「ぼけたくない」という感情を一般の高齢者と同様にもっていることも多い．

「ぼけを予防する薬を念のため出しておきますので，来月また来てください」と友好的に説明すると効果的である．良好な医師−患者関係が築ければ，認知機能障害がかなり進行しても主治医を理解し通院，経過観察が可能である症例も多い．

　一方で，暴力，介護への抵抗，易怒性が強く，通院拒否，拒薬が著明で家庭での介護が困難であるだけでなく，一般病院での対応が困難な症例もしばしば経験する．その場合は精神科や認知症専門施設に早々に紹介して対応しなければ，家族が疲弊，崩壊することもある．

まとめ①

「大学病院を含めていくつもの病院で『異常なし』と言われたが，納得できない」とのことで，60代の男性が「物忘れ外来」を受診してきた．コンピュータ関連，音楽・音響関係に精通している方だった．当院で施行した高次脳機能検査，頭部MRI，脳血流シンチグラフィでも異常はなく，WAIS-RでのIQは130以上あった．認知症について執拗に心配するので心気症かと思われたが，行動がおかしい旨（薬や病院に執着，趣味に没頭，突然に高額な買い物をするなど）は家族も訴えた．その後も複数の病院を受診して検査を受けていたが，筆者の外来にも頻回に受診してきた．最近，精神科から連絡があり，「Asperger（アスペルガー）症候群」とのことであった．なるほどと納得するとともに，まだまだ不勉強だったと感じた．

「物忘れ外来」で多くの患者を診て感じるのは「認知症の診断は（特に初期においては）非常に難しい」という点に加えて，「認知症の診断には周囲からの病歴聴取が最も重要である」ということと，「周囲がおかしいと感じていたら，検査所見が正常範囲と考えられても何らかの異常が示唆される」という点である．「認知症は病名というよりは病態像である」という点も強調しておきたい．物忘れという主訴には生命にかかわる重篤な病態が隠れている頻度は低いが，患者自身が過剰に不安になっている場合，周囲が影響を受けている場合，自宅での対応がもはや困難になっている場合までさまざまな状態があり，適切な対応を行うことが患者や家族のQOLの面からも重要である．

まとめ②

物忘れを心配する60代の男性が，「近医の神経内科で認知症と診断された」とセカンドオピニオンを求めて「物忘れ外来」を受診してきた．「2～3年で会話はできなくなり，いずれは寝たきりになるから早めに準備しておきなさい」と言われたと，本人だけでなく家族も相当な精神的ショックを受けてパニックになっていた．礼節のよく保たれた紳士で，神経学的所見に異常はなく，頭部MRI検査でも脳萎縮は加齢の範囲内であった．HDS-R，MMSEは満点で，WAIS-RではIQが125もあった．前医ではよほど念入りな高次脳機能検査，画像検査をしたのかと思ったが，初診時に簡単な問診と頭部MRI，HDS-Rを施行して即，前述のように宣告されたとのことであった．認知症と診断されることは本人だけでなく，家族にとっても大きな精神的ダメージであることをよく理解しておくべきであり，経過をみて社会的サポートのことなどを順次説明するといった配慮が必要である．

高齢化が急速に進むわが国において認知症の診療と介護は今後も大きな社会的課題である．医師であれば認知症の診療に何らかの形でかかわることは避けられない状況であり，身近で重要な「common disease」として関心をもって対応していただきたい．

3 主訴別の患者の診かた

6 意識障害のある患者の診かた

問題 1

患者：70歳，女性．
既往歴：心房細動を指摘されているが治療は受けていない．
現病歴：朝食中に突然倒れ，意識レベル低下と左片麻痺を呈したため救急車にて搬送された．
検査所見：来院時（発症約1時間後）の頭部CT像（図1），発症2時間後の頭部MRI拡散強調像（図2）と頭部MRA像（図3）を示す．

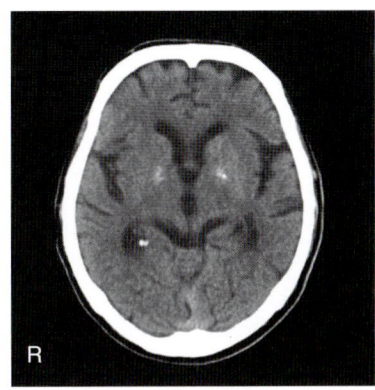

図1　来院時の頭部CT像
R：右側

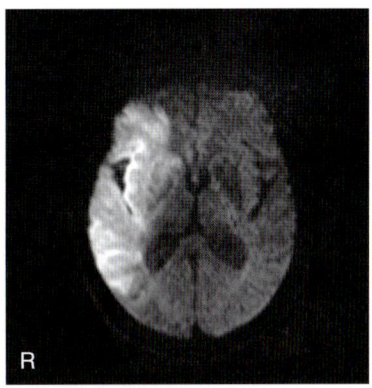

図2　頭部MRI拡散強調像
R：右側

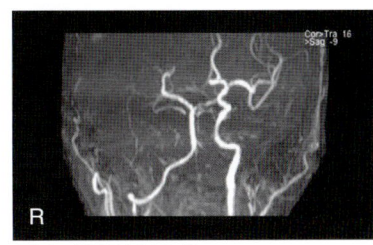

図3　頭部MRA像
R：右側

1) この頭部CT像所見について正しいものはどれか？

A 両側基底核に脳出血がみられる
B 側脳室内に少量の出血がみられる
C 年齢に比して高度の脳室拡大を認める
D 右半球の脳溝がやや狭小化している
E 明らかな低吸収域はなく脳梗塞は否定的である

2) 診断は何か？

A 脳塞栓症　B くも膜下出血　C ヘルペス脳炎　D 脳出血　E てんかん重積

答え 1-1　D　右半球の脳溝がやや狭小化している

【解説】

　脳出血はよほど小さなものでないかぎり超急性期からCT像で血腫が明確な高吸収域として確認できるが，図1でみられる両側基底核の高吸収域は生理的石灰化であり，高齢者ではしばしば認められる所見である．同様に側脳室内の高吸収域も脈絡叢の石灰化であり，いずれの所見も脳出血と誤らないようにしなければならない．また，図1では若干の脳萎縮と脳室拡大を認めるものの，年齢相応と考えられる．

　脳血管障害早期の頭部CT像においては，脳出血の鑑別だけでなく，正中構造の偏倚（midline shift）などの圧排所見，広範囲な初期の虚血変化（early CT sign）の確認が重要である．early CT signは脳梗塞発症数時間後から認められ，レンズ核の不明瞭化，島皮質の不明瞭化（loss of insular ribbon），皮髄境界の不明瞭化，脳溝の消失，hyperdense MCA（middle cerebral artery：中大脳動脈）signなどがある．図1を注意深く読影すれば，右半球の脳溝がやや狭小化し，Sylvius裂にも左右差を認める．

答え 1-2　A　脳塞栓症

【解説】

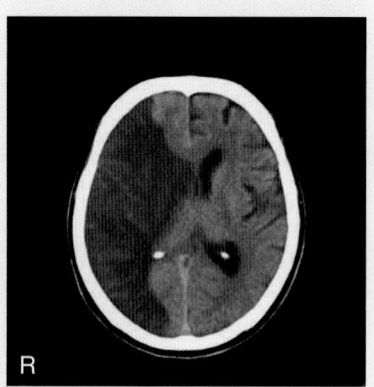

図4　発症7日後の頭部CT像
R：右側

　図2では右中大脳動脈（MCA）の支配領域に一致して広範な高信号域を認め，急性期の脳梗塞と考えられる．一般に拡散強調像では発症早期であっても脳梗塞は高信号域として描出され，診断に有用である．図3では内頸動脈から右中大脳動脈が描出されておらず，心房細動の既往と併せて，心原性の脳塞栓症が推定される．左椎骨動脈も描出されていないが，もともと低形成であったと思われる．

　発症7日後に再検した頭部CT像（図4）では，拡散強調像での高信号域に一致して広範な低吸収域が出現し，脳浮腫による側脳室の圧排，正中構造の偏倚が認められた．

　心房細動は無症状のことも多いが，脳塞栓の発症予防は重要である．脳卒中治療ガイドラインでは抗凝固薬の単独投与が推奨され，抗血小板薬と併用することで脳塞栓の予防効果が高まるという明確な根拠は今のところない．

■文献
1）脳卒中合同ガイドライン委員会〔篠原幸人, 他（編）〕：脳卒中治療ガイドライン 2009.

問題 2

患者：33歳，女性．妊娠20週の初産婦．

現病歴：妊娠悪阻のため経口摂取不良となり2週間前から産婦人科に入院中である．入院時より維持輸液の持続点滴を継続していたが，昨日より歩行時のふらつきがみられ，今朝より意識障害と全方向性の眼球運動障害を呈した（図1）．

検査所見：緊急で施行した頭部MRI FLAIR像を示す（図2）．

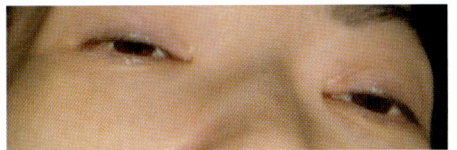

図1　意識障害（半昏睡状態）

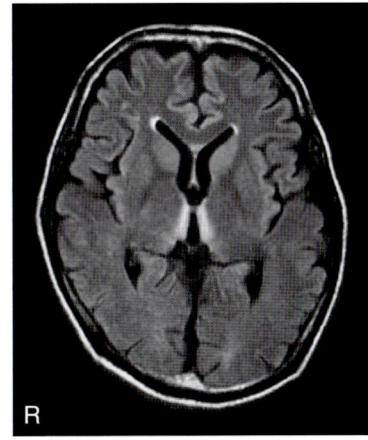

図2　頭部MRI FLAIR像
R：右側

1) 直ちに行うべき処置はどれか？ 1つ選べ．

- A 血漿交換
- B ステロイドパルス療法
- C ブドウ糖の投与
- D ビタミンB_1の大量投与
- E セフェム系抗菌薬の投与

| 答え 2-1 | **D** ビタミン B₁ の大量投与 |

【診断】Wernicke 脳症

【解説】

　Wernicke 脳症(Wernicke's encephalopathy)はビタミン B$_1$(チアミン)の欠乏により意識障害や眼球運動障害，歩行障害(運動失調)を呈する疾患である．飢餓や栄養障害による発症は稀となったが，近年ではアルコールの多飲やインスタント食品などの多食による栄養の偏りで発症する症例が認められる．妊娠悪阻や消化管疾患で経口摂取不良となった患者，外科手術後の患者において，ビタミン B$_1$ を含まない点滴で長期管理を受けたため発症する医療過誤例もある．早急に適切な治療を行わなければ死に至り，後遺症を残す例も多く，神経内科緊急症の一つとして重要である．

　ビタミン B$_1$ は解糖系，TCA サイクルにおいてピルビン酸脱水素酵素，α-ケトグルタル酸脱水素酵素，トランスケトラーゼなどの補酵素として働き，炭水化物の代謝，エネルギー産生，脳の神経伝達に不可欠である．アルコールや発熱，ストレスで大量に消費され，他のビタミンに比べて体内に蓄積しにくく，絶えず供給される必要がある．本症の診断には血中ビタミン B$_1$ 値の低下に加えて，赤血球トランスケトラーゼ活性の低下が特異的であるが，測定結果が出るまでには時間がかかるため，本症を疑ったら早急にビタミン B$_1$ 投与を開始する必要がある．糖の分解が進むとビタミン B$_1$ の必要量は増大するため，ビタミン B$_1$ の補給前に糖液を投与すると Wernicke 脳症の病態を悪化させることに注意が必要である．

　意識障害の程度としては，無欲，注意力散漫，傾眠といった軽度なものから昏睡に至るまでさまざまある．外眼筋麻痺による眼球運動障害が認められるが，瞳孔異常を起こす内眼筋麻痺は稀である．MRI の拡散強調像や FLAIR 像では中脳水道周囲，乳頭体，視床背内側核に高信号域が認められ(図2)，他疾患との鑑別に有用である．慢性期に健忘症状，見当識障害，記銘力障害，作話などを呈する症例は Wernicke-Korsakoff 症候群と呼ばれる．ビタミン B$_1$ 欠乏症にはうっ血性心不全が前面に出る浮腫型脚気や，末梢神経障害を主体とする萎縮型脚気もあり，Wernicke 脳症と同様に緊急な対応を必要とする．

文献

1) 中村重信：Wernicke's encephalopathy に関する最近の話題―ビタミン B$_1$ による認知症の予防・治療：ビタミン B 研究委員会平成 23 年度シンポジウムのまとめ. ビタミン **86**:612–619, 2012.
2) 宮嶋裕明：ビタミン学と神経疾患. 神経治療学 **29**:155–159, 2012.

3 主訴別の患者の診かた

6 意識障害のある患者の診かた

　神経内科では意識障害患者の診察を依頼される機会が多いが，原因となる疾患は神経領域に限らず，感染症，内分泌疾患から精神疾患まで多彩である．意識障害の程度は見逃すほどのごく軽度から昏睡に至る状態まで幅広く，判定を誤りやすい意識障害類似の状態もある．死に至る病態など診断よりも救急処置を優先しなければならない場合から，早急に適切な診療科へ紹介する必要がある場合，経過観察でよい場合までさまざまであり，病態を的確にとらえて対応する必要がある．

　意識状態は「脳のバイタルサイン」といわれる．原因は多彩であるが，その如何によらず，意識障害があるということは中枢神経系が抑制または障害されているということであり，迅速な鑑別，慎重な対応が必要である．

　本節では意識障害患者の診療についてポイントを概説したい．一般理学所見のとり方および神経学的所見のとり方，さらに代表的疾患の鑑別のコツについて解説する．

意識障害とは

　意識清明とは「周囲と自己を正しく認識している状態」であり，意識障害(disturbance of consciousness)は「外部からの刺激に対する反応が低下ないし失われた状態」である．重度の意識障害であれば周囲も容易に意識障害の存在を認識できるが，軽度のものや意識変容状態では健常者のように，動き回ったり，話をしたりするために，意識障害が見逃され，異常な行動や言動があるために精神障害や認知症と誤認されることもある．

　患者本人が意識障害を自覚することはなく，「頭がぼーっとする」，「物事に集中できない」などと訴える場合は意識障害とは呼ばない．同様に睡眠中も意識は失われているが，刺激によって容易に覚醒するので意識障害とは呼ばない．脳血流の一過性低下による短時間の意識消失(失神)，認知症患者にみられる見当識障害も意識障害とは区別される．

意識障害の程度と種類

　意識障害は「意識清明度(意識レベル)の低下」と「意識内容の変化」に分けられる．意識清明度の低下とは外的な刺激に対する反応の低下で，「昏睡(deep coma)」，「半昏睡(semi-coma)」，「昏迷(stupor)」，「傾眠(somnolence)」に分類される．昏睡は四肢の自発運動が全くなく，痛覚刺激にも全く反応しない状態で，四肢は弛緩している．半昏睡は自発運動

表1　Japan Coma Scale（JCS）

刺激に対する反応性をⅠ，Ⅱ，Ⅲの grade に分け，各 grade をさらに3段階に分類して1，2，3，10，20，30，100，200，300の点数で表現する．3-3-9度方式とも呼ばれ，点数が高いほど意識障害は重篤である．

Ⅰ．覚醒している（1桁の点数で表現）
　　0：意識清明
　　1：だいたい清明だが，今ひとつはっきりしない
　　2：見当識障害がある
　　3：自分の名前，生年月日が言えない

Ⅱ．刺激に応じて一時的に覚醒する（2桁の点数で表現）
　　10：普通の呼びかけで開眼する
　　20：大声で呼びかけたり，強く揺さ振ることにより開眼する
　　30：痛み刺激を加えつつ，呼びかけを続けるとかろうじて開眼する

Ⅲ．刺激しても覚醒しない（3桁の点数で表現）
　　100：痛みに対して払いのけるなどの動作をする
　　200：痛み刺激で手足を動かしたり，顔をしかめたりする
　　300：痛み刺激に対し全く反応しない

必要に応じて R：restlessness（不穏），I：incontinence（便尿失禁），A：akinetic mutism または apallic state（自発性喪失）などの付加情報をつけて，JCS 30R，JCS 200I などと表す．

はほとんどないが，痛み刺激には反応し，逃避反応（手足を引っ込めて刺激を避けようとする）を示したり，顔をしかめたりする．昏迷では自発運動があり，刺激に対して振り払うなどの動作がみられる．簡単な指示動作（手を握ってください，口を開けてくださいなど）には反応することもある．傾眠は刺激をすれば覚醒し，呼びかけに反応する．口頭指示にも従うが，刺激がなくなると眠ってしまう状態である．傾眠状態では錯覚や妄想，せん妄を呈することもある．傾眠と昏迷の中間を「嗜眠（lethargy）」と呼ぶこともある．

　意識内容の変化にはさまざまな状態があるが，代表的な「せん妄」では軽度ないし中等度の意識レベル低下があり，周囲の刺激に注意を集中することができず，妄想や幻覚が出現したり，睡眠と覚醒のリズムも障害されている．支離滅裂な会話や，妄想に基づく異常行動を呈し，症状は変動しやすい．興奮して暴れたり，奇声を発したりすることもあるが，逆に精神運動が低下する場合もある．アルコール中毒の離脱症状（禁断症状）でみられるせん妄状態は「振戦せん妄」と呼ばれる．脳血管障害や認知症の患者にみられる「夜間せん妄」も代表的なものである．「もうろう状態」は外界の刺激に対して一部の範囲内においてはかろうじて対応できるが，広く適切に周囲を認知して判断・対応する能力が低下した状態である．急性アルコール中毒やてんかん発作後，薬物中毒などでみられる．「錯乱」では意識レベルの低下に加えて，錯覚，幻覚，妄想により徘徊，治療行為への抵抗や暴力などの異常行動を呈する．

意識障害の判定

　意識障害の程度や種類の判定は観察者の主観によっても左右されるので，用語のみで表

表2　Glasgow Coma Scale（GCS）

開眼，言語，運動機能の3つの因子について刺激に対する反応で判定する．3〜15点までの合計点で判定するが，3因子間で評価に差が大きい場合，失語がある場合は判定に注意を要する．点数が低いほど意識障害は重度で，意識清明であれば15点，7点以下は重篤と考え，深昏睡は3点である．「E3V2M3，GCS 8点」のように表現される．

開眼機能（eye opening，「E」）
　E4：自発的に開眼
　E3：呼びかけると開眼
　E2：痛み刺激で開眼
　E1：痛み刺激でも開眼しない

言語機能（verbal response，「V」）
　V5：見当識が保たれている
　V4：会話は成立するが，見当識が混乱
　V3：発語はみられるが，会話は成立しない
　V2：意味のない発声
　V1：発語なし

運動機能（motor response，「M」）
　M6：命令に従って四肢を動かす
　M5：痛み刺激に対して手で払いのける
　M4：痛み刺激に対して四肢を逃避する
　M3：痛み刺激に対して緩徐な屈曲運動
　M2：痛み刺激に対して緩徐な伸展運動
　M1：運動みられず

現するよりも具体的に状況（開眼するか，呼名に反応するか，簡単な口頭指示に応ずるか，質問に答えるか，痛み刺激に反応するかなど）を記載するほうがわかりやすく，観察者が変わっても状態の変化を比較しやすい．「大きな声で名前を呼ぶとゆっくりと開眼して，四肢を伸展した」など，具体的に記載するほうが実用的である．また，疼痛刺激などにより可能なかぎり覚醒させた状態で評価をする必要がある．

　意識障害の程度の判定には，内科領域ではJapan Coma Scale（JCS）（表1）がしばしば使われる．簡便性に優れ，医師以外のコメディカルでも容易に判定できる利点がある．外科領域ではGlasgow Coma Scale（GCS）（表2）が用いられることが多い．

意識障害の原因

　意識障害患者を診た場合は，大脳皮質または脳幹の障害，全身性疾患を考える必要がある．
　大脳皮質または脳幹の障害は，脳腫瘍や脳梗塞など頭蓋内の一次性病変によって生じ，大脳皮質の広範な機能障害か，脳幹から視床下部，視床にかけて存在する上行性網様体賦活系の機能障害によって生じる．局所神経症状（片麻痺，眼球共同偏倚など）を伴い，症状に左右差があることが多い．
　全身性疾患は，代謝性脳症や中毒による二次性の脳障害によって生じる．局所神経症状を伴わないことが多く，神経症状を伴っても左右差がないことが多い．

3 意識障害のアプローチ

意識障害のある患者を診た場合，まず重要なことは診断することではなく，救命することであり，ほぼ全例が頭部CT検査の適応となり，入院治療を原則とする．

問診は非常に重要であるが，呼吸状態，血圧と脈拍，体温，胸腹部所見，皮膚所見などの身体診察と神経学的診察，臨床検査を並行して迅速に行う必要がある．

問診

意識障害の原因鑑別のためには家族など周囲への問診が重要であり，既往歴と経過だけで原因を特定できることは多い．本人がある程度応答できる場合もあるが，意識障害があるということはせん妄状態である可能性もあり，返答の解釈には慎重を要する．

まず発症の状況を周囲に確認する必要があるが，「自室で倒れていた」と運ばれてくる場合や「路上で倒れていた」と身元不明の患者が搬送されてくる場合など，発症状況が不明ということもある．これらの場合でも，発見時の状況，最後に正常な状態をみたのはいつかなどを確認する必要がある．

次に，意識障害が急に始まったか緩徐に進行したかを確認する．急性発症であればまず脳血管障害を鑑別する必要があることは言うまでもない．また，今回が初めてか以前にも同様のエピソードがあったかを確認する．過去にも意識障害の既往があれば，てんかん，低血糖，肝疾患，腎疾患などが疑われる．随伴症状として痙攣があったかどうか，頭痛や嘔気などの髄膜刺激徴候を訴えていたかどうか，発熱があったかどうかも確認する．

既往歴として脳血管疾患，心疾患，糖尿病，高血圧，てんかん，肝疾患，腎疾患，精神疾患などの有無を問うとともに，内服薬があればすべて確認する．薬物中毒は問診のみで診断が可能な場合もあるが，逆に経過が不明であれば診断困難な場合も多い．アルコールの摂取歴も重要である．

全身状態の観察

■ 呼吸状態，呼気臭の観察

呼吸状態を観察することは障害部位を推定する面からも重要である．「失調性呼吸」は呼吸の大きさも間隔も不規則で，延髄の障害が示唆される．下顎呼吸を伴っていれば死期が近いことを示唆し，突然，呼吸停止に陥る場合もある．橋上部や中脳下部の障害では「中枢性過呼吸」と呼ばれる比較的規則正しい25～30回/分程度の過呼吸がみられる．同様の過呼吸状態は糖尿病性昏睡，尿毒症でもみられ，その場合は「Kussmaul（クスマウル）大呼吸」と呼ばれる．肝性昏睡でも同様の過呼吸がみられる．過呼吸と無呼吸がゆっくりと周期性に繰り返される「Cheyne-Stokes（チェーン・ストークス）呼吸」では両側大脳半球，間脳の障害が示唆されるが，必ずしも重篤な状態とは限らない．一見すると正常な呼吸のようにみえても，休止したり，ため息をついたり，あくびしたりすれば脳幹障害，中枢性呼吸障害の可能性がある．いびきを伴う深い呼吸は脳出血，くも膜下出血などの頭蓋内障害に多い．

呼気臭を観察して，アルコール臭（アルコール中毒），アセトン臭または腐敗果実臭（糖尿

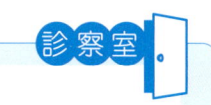

> 診察室
>
> ### 「脳死」の判定
>
> 「脳死」とは，大脳・脳幹を含めたすべての脳機能が不可逆的に失われた状態であり，「植物状態」とは異なる．脳死の判定基準，脳死を人の死とするかなどの問題が臓器移植ともからんで社会問題となった．
>
> 脳死の判定は臓器移植に関係のない，脳死判定経験のある2名以上の医師で行われる．判定基準は深昏睡(JCS 300 または GCS 3)，瞳孔固定(両側4mm以上)，脳幹反射(対光反射，角膜反射，網様体脊髄反射，眼球頭位反射，前庭反射，咽頭反射，咳嗽反射)の消失，平坦脳波(刺激を加えても最低4導出で30分以上平坦)，自発呼吸の消失(100%酸素で飽和した後に呼吸器を外し，動脈血中 CO_2 分圧が60 mmHg以上に上昇することを確認．脳に影響を与えるため，必ず最後に実施する)となっている．1回目の判定から6時間後にも同所見で，この状態が不可逆的に持続していることを確認して初めて「脳死」と判定される．2回目の判定が終了した時刻が死亡時刻とされる．
>
> 脳死判定の前提条件として，原疾患が確実に診断されており，回復の見込みがないことが必要である．大脳・脳幹機能が不可逆的に失われていることをいかに正しく判定するかが問題となる．

病性昏睡)，アンモニア臭(肝性昏睡)，尿臭(尿毒症)がないか注意することも重要である．

■ 脈拍，血圧の観察

意識障害を起こすような全身性疾患では，しばしば血圧が低下する．例外はあるが，「意識障害の鑑別診断において，高血圧と徐脈は脳病変を示唆し，低血圧と頻脈は全身性疾患を示唆する」と覚えておくとよい．

著しい徐脈(40回/分以下)があれば，Adams-Stokes症候群が考えられる．また頭蓋内圧亢進症で脳血流を維持するために，全身血圧が上昇し徐脈になる現象は「Cushing(クッシング)反射」として古くから知られている．脈拍160回/分以上の頻脈であれば上室性，または心室性頻脈によるショックや脳循環不全(心脳卒中)を鑑別しなければならない．

血圧が上昇していれば脳出血や高血圧性脳症を鑑別する必要があり，高血圧の既往を確認する．頭痛が意識障害に先行する場合が多いので周囲に確認する．一般に脳卒中急性期には血圧が上昇する傾向があり，特に椎骨脳底動脈血栓症では血圧が上昇する．脳梗塞急性期であれば，急速な降圧は脳循環不全を助長するので，正常血圧に回復させる必要があるかどうかは原疾患を速やかに診断しつつ検討する．

血圧が低下していれば，心不全や心筋梗塞による脳循環不全やショック状態が疑われる．糖尿病性昏睡でも血圧が低下する．ショック状態であれば敗血症，貧血，腹腔内出血などの鑑別が重要で，これらの原因を速やかに診断しつつ正常血圧に回復させる必要がある．バルビツール中毒，急性アルコール中毒，降圧薬の過量投与による血圧低下も鑑別する必要がある．

■ 体温, 皮膚の観察

　脳炎, 髄膜炎, 脳膿瘍では意識障害を呈する前に発熱が先行している場合が多い. 41℃を超える高熱は熱射病や熱中症でみられ, 皮膚乾燥, 顔面蒼白, ショック状態を伴う. 重症脳出血, 脳幹出血, 椎骨脳底動脈系の重篤な梗塞などによる体温調節中枢の障害では中枢性発熱(central hyperthermia)を呈する. 高熱と徐脈がみられれば中枢性の原因を考える必要がある.

　低体温は急性アルコール中毒, バルビツール中毒, 低血糖性昏睡, 脱水, 末梢循環不全で生じる. 偶発性低体温症(accidental hypothermia)は泥酔者や高齢者に多く, 不慮の要因により深部体温が35℃以下に低下して生じる.

　顔面蒼白は血圧低下を示唆する場合が多い. 心不全, 肺機能不全があれば顔面, 四肢末梢はチアノーゼを呈する. 尿毒症でも貧血と浮腫のため顔面は蒼白となる. 一方で, 一酸化炭素中毒では「さくらんぼ様」の鮮やかな桃紅色を呈し, CO_2ナルコーシスでは発汗を伴った皮膚発赤を呈する.

　外傷がないか, 発疹がないかの観察も重要である.

意識障害と類似した状態

緊張病性昏迷

　統合失調症(特に緊張型)でみられ,「緊張病性興奮」と合わせて「緊張病症候群」と呼ばれる. 身動きもせずに横たわり, 話しかけても全く反応がないので意識障害と間違えられやすい. 実際には意識は清明で, 周囲で何が起きているかを患者は理解しており, 回復した後にその間の記憶が残っている. 一定の姿勢を長時間保ったままの「カタレプシー」状態を呈する. 興奮と昏迷は交替して出現し, 緊張病性興奮となれば周囲からみても了解不能な行動を示す.

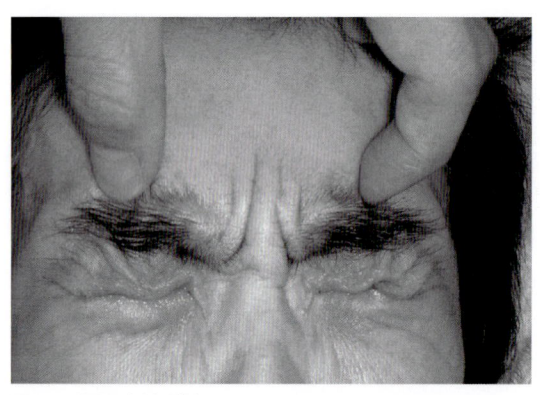

図1　緊張病性昏迷(40代, 女性, 統合失調症)
検者が指で両眼瞼を開こうとすると, 強く目をつぶっている.

> **鑑別のポイント**　指で眼瞼を開こうとすると目を強くつぶったり(図1), 四肢を動かそうとするとそれに抵抗したり, 逆に協力的に動かしたり, 突然トイレに行ったりする. 病歴の問診が重要である.

解離性昏迷(転換性障害)

　従来はヒステリー性昏迷と呼ばれていたもので, 最近は解離性障害(解離性健忘, 解離性遁走などを含む)にまとめられている. 周囲の刺激に対して全く反応しなくなり, 昏睡状態や無動性無言状態のようにみえる. 医学的検査を十分に行っても症状の原因が説明できない「身体表現性障害」の一つである.

対人関係，社会的問題などの心因（ストレス）によって昏迷状態を生じる．患者は長時間にわたって発語もなく，ほとんど動かないで横たわったままでいる．

救急外来では意識障害の原因として比較的多く，各種検査所見，神経学的所見に全く異常がないため診断に苦慮する．両上肢を垂直挙上して急に離す腕落下試験（arm dropping test）を，手を落とすと顔にぶつかるような位置で行うと，無意識に顔を避けるように落下させることが多い．眼瞼に小さなまばたき運動がみられたり，筋緊張が保たれているなどの奇異な現象が観察される．

鑑別のポイント
- 問診と除外診断が重要で，以前にも同様の症状を呈したことがないか，最近の行動や言動の様子を周囲に確認する．
- 若い女性で意識障害をみた時にはまず疑ったほうがよい．

特殊な意識障害

無動性無言と失外套症候群

いずれも開眼し，一見すると覚醒しているようであるが言葉は発せず，眼球運動を除いて自発的な身体の動きがない，いわゆる「植物状態」である．脳死との違いを説明する時にも使用される．

「無動性無言（akinetic mutism）」は痛み刺激に対しての逃避反応はみられるが，自発的な運動はない．傾眠状態であるが刺激により覚醒し，眼は動かし瞬目もする．睡眠と覚醒のリズムは保たれている．脳幹から視床の病変による網様体賦活系の部分的障害によるが，呼吸機能など生命維持に必要な脳幹機能は保たれている．嚥下反射は残っているが，自分からは摂食しないため経管栄養が必要である．脳幹梗塞，Creutzfeldt-Jakob病などでみられる．

「失外套症候群（apallic syndrome）」は大脳皮質の広汎な機能障害によって不可逆的に大脳皮質機能が失われた状態である．開眼し眼球は動かすが，注視することはない．咀嚼や嚥下機能は保たれ，吸引反射などの原始反射が出現する．睡眠と覚醒の調節も障害される．脳波は平坦に近く，除皮質硬直肢位をとることが多い．一酸化炭素中毒，低酸素脳症，頭部外傷，脳炎などによって生じる．

神経学的診察

意識障害のため患者の協力が得られない場合でも，周囲への問診，バイタルチェックと並行して神経学的所見を速やかにとることが重要である．しかしながら救急外来で意識障害患者の詳細な神経学的所見をとることは非現実的であり，重症度を判断しつつ，全身状態や緊急度の許す範囲内で観察する必要がある．眼症候，肢位，痙攣の有無，運動麻痺と筋緊張，痛み刺激への反応，髄膜刺激徴候，腱反射について特に注意して所見をとるのが

よいと思われる．

眼症候の観察

意識障害患者の診察時に，眼症候は多くの貴重な情報をもたらす．開眼しているかどうかだけでなく，眼裂の左右差，眼球位置（眼位），瞳孔径と対光反射，眼球運動を観察する．瞳孔径が正常，左右同大で，対光反射が保たれていれば中脳が障害されていないことを意味する．

■ 眼裂の左右差の観察

顔面神経麻痺があれば眼裂は麻痺側で開大するが，中枢性麻痺では判別が難しい場合も多い．

■ 眼位の観察

自発的に開眼しない場合は，眼瞼を持ち上げて眼位を観察する．睡眠中の健常者では眼瞼を持ち上げると眼球は上方へ偏倚している（Bell現象）．深昏睡状態では，輻輳調節障害のため両眼球は軽度の外転位となる．両眼が一側に偏視している状態を「眼球共同偏倚（conjugate deviation）」という（図2）．一般に脳梗塞，脳外傷などのテント上病変であれば，眼球は障害側に向く．ただし，脳出血急性期や二次性てんかんのような刺激性病変であれば逆になる．一方で脳幹部，特に橋の病変であれば，眼球は病巣の反対に偏倚する．下方への眼球偏倚は視床出血や中脳の障害でみられ，両眼が鼻先を見つめるような眼位（鼻尖位）を呈することもある．一側の眼球が下内方へ，他側が上外方へ偏倚する場合は「斜偏倚（skew deviation）」と呼ばれ，下方偏倚した側の脳幹障害を示唆する（図3）．

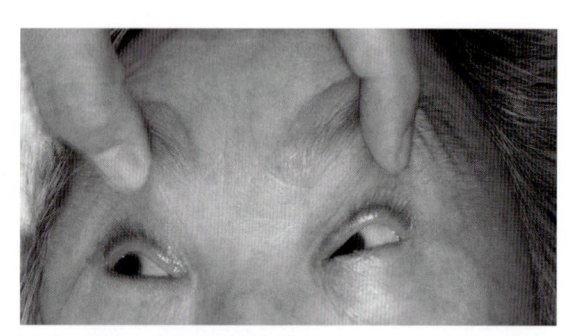

図2 右方への眼球共同偏倚（80代，女性．右中大脳動脈領域の広範な脳塞栓）

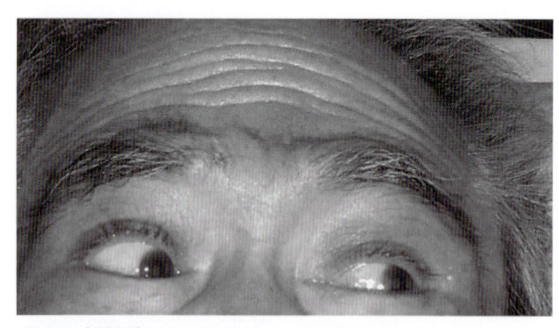

図3 斜偏倚（70代，男性．右脳幹梗塞）

■ 瞳孔径と対光反射の観察

瞳孔径が2 mm以下の場合を「縮瞳」，5 mm以上の場合を「散瞳」と呼び，瞳孔径に0.5 mm以上の左右差があれば「瞳孔不同」とする．

両側瞳孔が著しく縮瞳した「針穴瞳孔（pinpoint pupil）」は，脳幹出血，中心性脳ヘルニアなどに伴ってみられ，予後不良の徴候であり，両眼球は正中固定する．一側の縮瞳に眼

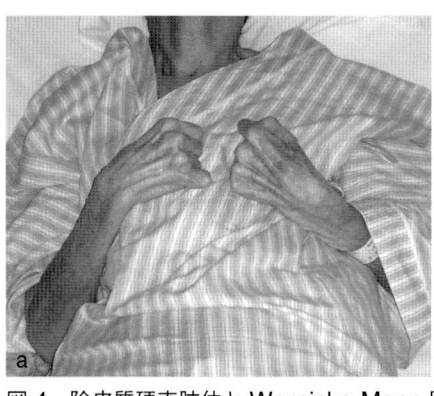

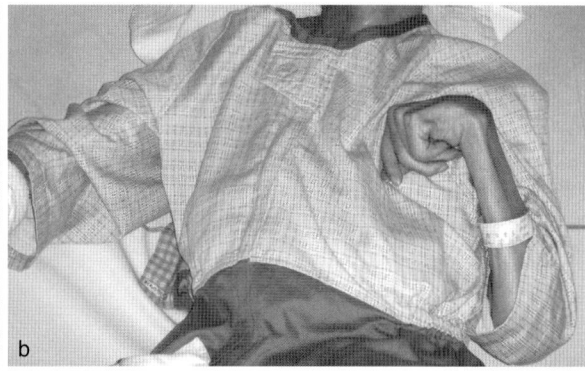

図4 除皮質硬直肢位とWernicke-Mann肢位（a：80代，女性．両側多発性脳梗塞，b：70代，男性．右大脳梗塞）
a：両側多発性脳梗塞により意識障害と除皮質硬直肢位を呈している．b：広範な右大脳梗塞により左側のWernicke-Mann肢位と意識障害を呈している．

瞼下垂を伴っていれば「Horner症候群」が疑われ，意識障害に伴う場合は脳幹病変を考える必要がある．

両側の散瞳は脳死状態，重篤な低酸素脳症でみられる．低血糖による意識障害でも散瞳傾向を呈する．一側の散瞳であれば動眼神経麻痺を疑い，対光反射も消失していれば鉤ヘルニアの可能性がある．

■ 眼球運動の観察

意識障害患者において眼球が左右にゆっくり動く現象は「眼球彷徨（roving eye movement）」と呼ばれ，代謝性脳症による半昏睡状態でしばしば観察される．特に意識障害が進行する過程や，回復する過程でみられ，昏睡状態に移行するにつれて消失する．障害部位特異性はないが，脳幹機能がまだ保たれていることを示唆する．両眼が急速間欠的に下転し，ゆっくり正中に戻る眼球運動は「眼球浮き運動（ocular bobbing）」といわれ，橋の障害でみられる．患者の頭部を他動的に上下左右に動かすと，正常では動かした方向と反対方向に眼球が動き「人形の目現象（doll's eye phenomenon）」または「眼球頭位反射（oculocephalic reflex）」と呼ばれる．この反射が欠如すれば脳幹障害（特に中脳から橋の障害）が疑われるが，薬物中毒でも欠如することがある．

肢位と痙攣の有無の観察

患者が体を丸めていたり，下肢を組んだりして睡眠時のような姿勢をとっていれば生命の危険は少ない．両肩関節を内転し，肘関節，手関節，手指を屈曲し，両下肢が伸展内転していれば除皮質硬直肢位（decorticate rigidity，図4a）である．これは脳梗塞や脳出血の後遺症で一側上下肢にみられるWernicke-Mann肢位が両側に出現したものであり，両側大脳半球の広範な障害を示唆している．

一方で，両上肢が伸展・内転・内旋し，両膝関節が伸展し，足関節が足底に屈曲していれば除脳硬直肢位（decerebrate rigidity，図5）であり，脳幹（特に中脳〜橋）の広範で重篤な障

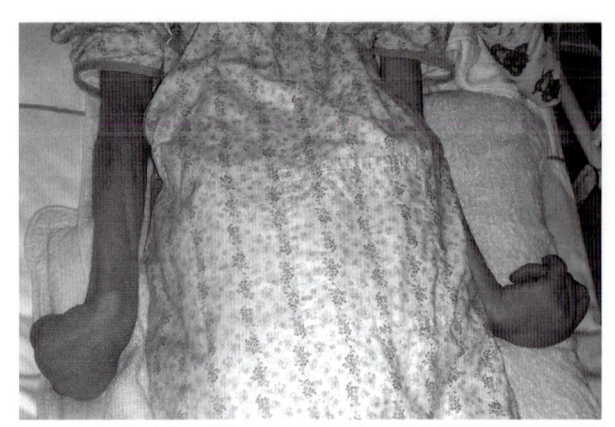

図5 除脳硬直肢位(50代, 女性. 脳幹出血)

害を示唆し, 予後不良の徴候である. これらの異常肢位は痛みなどの刺激により誘発されやすい.

痙攣を伴っていればてんかん, 脳血管障害, 脳腫瘍, 脳膿瘍, 代謝性脳症を疑わなければならない. 来院時には痙攣が治まっていることも多いので, 問診で痙攣の有無を確認する必要がある. 部分発作やJackson(ジャクソン)型発作であれば, 痙攣の出現部位から病変を推定できる. また, 痙攣発作後の意識障害であれば「てんかん発作後傾眠状態(postictal drowsiness)」, 運動麻痺があれば「Todd(トッド)麻痺」が推定される.

運動麻痺と筋緊張の観察

四肢の自発的な動きや痛覚刺激に対する四肢の反応をみて, 麻痺の有無を判定する. 一側上下肢はよく動かすが, 対側の動きが少ない場合や動かさない場合には, 片麻痺の存在が疑われる. 痛み刺激を加えた際のしかめ面の左右差, 逃避運動の左右差をみても判定できる. 患者を背臥位にして, 両上肢を垂直挙上して急に離す腕落下試験を行うと, 麻痺側は速やかに落下する. この際に麻痺側は顔面を打つこともあるが, 健側は顔面を避けて, 麻痺側よりもゆっくりと落下する. 下肢では, 両膝を曲げた状態(膝を立てた状態)にして手を離すと, 麻痺側が先に伸展するか外側に倒れる. また一側の下肢が外転, 外旋していれば, その側の麻痺が疑われる(図6).

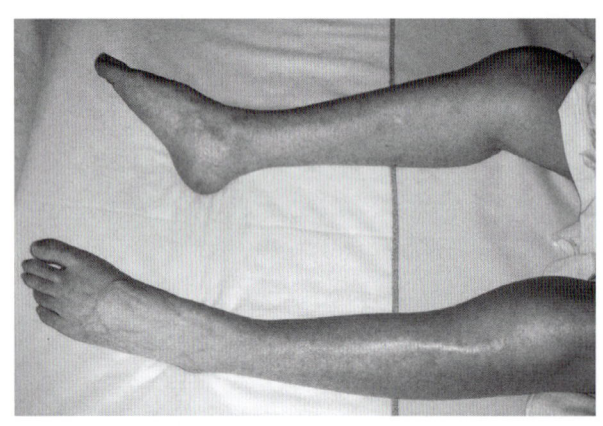

図6 右片麻痺(70代, 女性. 左大脳出血)
右下肢が外転・外旋している.

筋緊張の観察では四肢を他動的に動かして, 痙性があるか, 弛緩性でないか, 筋強剛はないかの判定をする. 中枢性麻痺では痙性を示すとされるが, 急性期には弛緩性となる場合が多いので注意が必要である. 四肢を他動的に動かした際に無意識に力が入って抵抗を感じる場合は「抵抗症(gegenhalten)」と呼ばれ, 広範な前頭葉障害を示唆する.

痛み刺激への反応の観察

皮膚をつねったり, 拳の中指関節部で強く圧迫して検査し, 感覚の検査も兼ねることがで

きる．つねる場所は乳頭，大胸筋，大腿内側，アキレス腱がよく，圧迫部位は上眼窩縁内側，胸骨中央部，手指の爪根部，前脛部がよい．刺激に対して四肢に逃避反応があるか，呼吸数が増したり，唸ったり，顔をしかめるかどうかを観察する．血管を確保する際やBabinski徴候をみる際の反応も観察するとよい．一側の刺激で反応するが，対側の刺激に反応しない場合は半身の感覚障害が疑われる．四肢を動かさないが，唸ったり呼吸数が増える場合は四肢麻痺の可能性がある．

髄膜刺激徴候の観察

発症前に嘔気・嘔吐があったか，頭痛の訴えがあったかどうかの問診が重要である．項部硬直の有無も観察する必要があるが，外傷による頸椎損傷が疑われる場合，脳ヘルニアを示唆する徴候がある場合は不用意に検査してはならない．項部硬直の観察では頭部を挙上した際に抵抗を感じる場合や両肩も持ち上がる場合だけでなく，患者が苦痛表情を呈する場合にも髄膜刺激徴候があると判定する．

腱反射の観察

脳卒中による片麻痺でも，発症直後から麻痺側の腱反射が亢進するわけではなく，初期にはむしろ減弱していることが多い．左右差の有無を調べることも重要であり，腱反射が亢進していても左右差がなければ，病的意義がない場合も多い．深昏睡状態では四肢の腱反射が減弱～消失するが，病的反射のみが出現することもある．Babinski徴候は意識障害があるとしばしば両側性に出現するが，左右差がなければ局所神経徴候としては役立たないので，判定には注意が必要である．

意識障害を呈する代表的疾患

中枢神経系に一次性病変がある場合（器質性脳障害）

■ 頭部外傷

頭部外傷直後であれば脳振盪，脳挫傷を，数時間の意識清明期（lucid interval）があれば急性硬膜外血腫を，数日～数カ月が経過していれば慢性硬膜下血腫を疑う．慢性硬膜下血腫は，高齢者や大酒家では軽い頭部外傷でも生じ，受傷後3～4カ月で明らかになることもあるので，本人や家族が外傷の既往を記憶していないことも多い．頭痛が先行することや，意識レベルの変動がみられることもあり，認知症と誤られることもある．

鑑別のポイント 外傷の有無を観察し，頭部打撲の既往を周囲に問診する．

■ 脳血管障害

ほとんどが急性発症であり，運動麻痺などの局所神経症候を伴っていれば容易に疑うことができる．視床の出血や梗塞，皮質下出血では意識障害のみを呈する場合があり，注意が必要である．このような症例は高齢者に多く，「いつもより何となく元気がない」と訴え

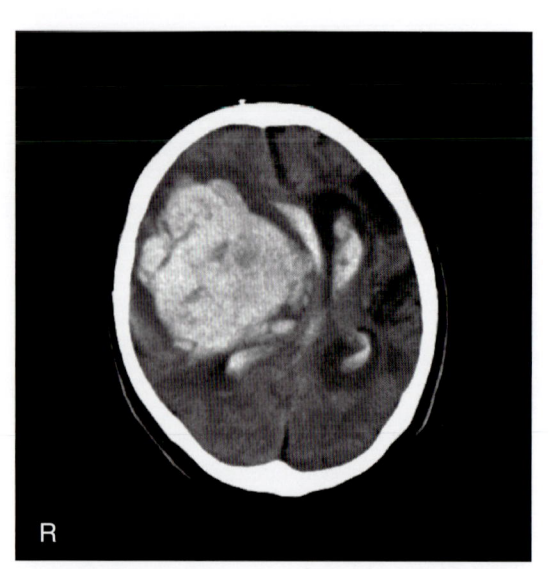

図7 昏睡状態で搬送された脳出血症例の頭部CT像（80代，女性）
R：右側

て介護者が連れてくる場合が多い．

「朝起床してこないので，見に行くと意識がなかった」という場合は脳血栓が多く，脳塞栓と脳出血は日中活動時に突発することが多い．くも膜下出血は超急性に経過することが多く，発症と同時に昏睡に至り，来院時には心肺停止状態であることも稀ではない．くも膜下出血，脳出血では頭痛が先行する場合も多い．脳出血（図7）のほうが，脳梗塞の症例よりも意識障害を呈する頻度は高い．

鑑別のポイント 画像所見が有用であるが，頭部CTで異常がないからといって，急性期脳梗塞の否定はできない点に留意する．

■ 髄膜炎，脳炎

意識障害は急性〜亜急性に発症し，感冒症状や頭痛，発熱が先行する．痙攣を伴うこともある．診断には脳脊髄液検査が必要であり，疑われれば速やかに専門医に依頼する．頭部CTやMRIでは異常が認められないことが多いが，頭蓋内圧亢進や脳浮腫を起こせば脳溝や脳室の狭小化がみられる．

鑑別のポイント 局所神経症候に乏しく，嘔気や嘔吐，髄膜刺激徴候を伴う．

■ てんかん

痙攣発作中であれば容易に診断できるが，目撃者がいない状態で痙攣を起こし，その後のpostictal drowsiness状態で発見されれば，局所神経症候に乏しく，鑑別が困難な場合もある．症候性てんかんの除外も重要であり，頭部CTで脳出血や脳腫瘍，硬膜下血腫が，血液検査で電解質異常，尿毒症が発見されることもある．

鑑別のポイント てんかんの既往に加え，今までに同様のエピソードがなかったかを周囲に問診する．

> **診察室**
>
> ### 閉じ込め症候群（locked-in syndrome）
>
> 橋底部の両側障害で四肢麻痺，仮性球麻痺，両側顔面神経麻痺，外転神経麻痺を呈して意志の伝達が不可能となった状態である．意識障害，昏睡状態と誤る場合があるが，眼球の上下運動と眼瞼挙上でコミュニケーションが可能である．脳底動脈血栓症で多く，動眼神経，滑車神経は保たれるので眼球運動は一部可能であるが，四肢は完全麻痺の状態で，無動性無言に類似する．顔面・咽頭も動かない．網様体賦活系は障害されないので意識は清明で，睡眠・覚醒のリズムもあり，脳波も正常である．

中枢神経系に一次性病変がない場合（代謝性脳障害）

■ 重症感染症

通常は発熱や先行感染症状が認められるが，高齢者ではこれらの所見に乏しく意識障害で気づかれることも多い．また高齢者ではせん妄状態になりやすく，認知症と誤られることもある．

鑑別のポイント 先行感染症状，血液検査での感染症所見の有無に注意する．

■ 中毒

意識障害の原因としてまず鑑別が必要だが，原因となる物質は多彩である．頻度が高いのは急性アルコール中毒であるが，注意すべきは薬物中毒（麻薬，睡眠薬，農薬），一酸化炭素中毒であり，自殺目的に意図的に摂取する場合もあれば，事故による場合もある．

薬物中毒では，瞳孔径から原因薬物をある程度推定することが可能である．両側の縮瞳はモルヒネ中毒でみられ，またサリン中毒で強い縮瞳がみられることはマスコミでも話題になった．マラチオン，パラチオンなどの農薬による有機リン中毒でも強い縮瞳がみられることはぜひ知っておいていただきたい．対光反射は保たれることが多いが，バルビツール酸中毒では対光反射も消失する．アトロピンやスコポラミンの大量投与では両側の散瞳がみられる．

鑑別のポイント 神経所見や画像所見，検査所見の異常に乏しいので，疑って問診する．

■ 代謝性脳症

さまざまな代謝異常による意識障害は代謝性脳症と呼ばれる．後述の血糖異常による場合が最も多いが，次いで電解質異常を鑑別する必要がある．高齢者であれば，発熱，発汗，摂食不良などで容易に電解質異常を呈する．頻度が高いのは低ナトリウム血症，次いで高ナトリウム血症である．肝不全や尿毒症に伴う意識障害も，代謝性脳症である．代謝性脳症の多くで交感神経機能障害のため縮瞳を呈するが，対光反射は末期まで保たれる傾向がある．

鑑別のポイント 局所神経症候が明らかでない場合，特に高齢者ではまず疑う必要がある．

■ 糖尿病性昏睡

糖尿病に由来する意識障害には，糖尿病ケトアシドーシス（1型糖尿病患者に多い），糖尿病性非ケトン性高浸透圧性昏睡（高齢者に多い），および後述の低血糖がある．高血糖であれば適切なインスリン投与により速やかな改善が期待できるが，生命予後のためには誘因となる敗血症などの基礎疾患の治療が重要である．

> **鑑別のポイント** 糖尿病の治療歴とともに，高血糖の誘因となる感染症などをチェックする．

■ 低血糖

ブドウ糖液の経静脈投与により速やかな意識の回復が期待できるが，適切に治療しなければ死に至る危険性もある．血糖降下薬内服中でなくても肝腎疾患，重症感染症，アルコールなどにより生じる．眼球偏倚や片麻痺，不随意運動など局所神経症候を呈することがあるので，注意が必要である．

> **鑑別のポイント** 意識障害の患者を診た時は，まず低血糖の否定を必ず行う．

■ 高血圧性脳症

急激な血圧上昇によって意識障害を生じる．収縮期血圧200 mmHg以上または拡張期血圧140 mmHg以上の場合が多い．痙攣を伴うこともある．頭部CTやMRIでは異常がなく，降圧により可逆性に回復する．高血圧患者が頭痛，めまいを訴えても，本症とは呼ばない．

> **鑑別のポイント** 意識障害に先行して頭痛，嘔吐を訴える．局所神経症候は伴わない．

■ 精神疾患

統合失調症でみられる「緊張病性昏迷」やヒステリー患者にみられる「解離性昏迷」では，話しかけても全く反応がない（☞152ページ）．

> **鑑別のポイント** 各種検査に異常はなく，診断には周囲への問診が重要である．

まとめ①

　問いかけに対する反応が鈍くなったと70代の男性が救急車で搬送された．傾眠傾向であるが，頭部CT所見，全身所見や他の神経所見に明らかな異常はなかった．家族への問診によると，「睡眠薬を常用していた」とのことだった．「睡眠薬をたくさん飲んだのではないですか？」と患者に大声で問うと，「はい」と言ってうなずいた．睡眠薬中毒と診断し，入院後は維持輸液で経過をみた．翌日になっても傾眠傾向が続くのでMRIを撮影すると，拡散強調像で急性期の視床梗塞と判明しびっくりした．

　救急外来では，ほとんどの意識障害例でまずCTが撮影されるが，多くはその後，意識障害の原因を推定することなしに神経内科医にコンサルテーションされているのではないだろうか．このことは検査機器，専門医の労力の両面から医療資源の無駄遣いといえる．意識障害の半数以上は脳病変ではなく全身性疾患が原因である．意識障害患者では必ず頭部CTまたはMRI検査を速やかに施行するべきであることは言うまでもないが，意識障害の原因をしっかり推定したうえでのCT，MRI検査施行および専門医へのコンサルテーションが重要である．

まとめ②

　脳梗塞後遺症で通院中の80代の女性が「自室で倒れていた」と救急搬送されてきた．経過が不明であったが，血糖値を測定したら28 mg/dLであった．低血糖性昏睡と考えて50％ブドウ糖をまず投与したが，血糖値が正常になっても意識状態は改善しなかった．その間に頭部CTを撮影したが，異常はなかった．検査データの判明分を問い合わせると低ナトリウム血症と血中尿素窒素（BUN）上昇があったが，脳梗塞再発も否定できないため神経内科に入院となった．入院後すぐに敗血症，播種性血管内凝固症候群（DIC）であることが判明したが，各種治療に反応せず救命できなかった．

　意識障害例では，まず神経疾患が疑われても常にCTやMRIが撮影できるとは限らず，神経内科医や脳神経外科医が常駐している施設も多くない．意識障害の鑑別診断の誤りは，適切な検査の遅れ，重篤な全身疾患の見逃し，CT，MRI撮影中の急変といった救急場面での事故にもつながる．医師であれば，診療科や専門性を問わず，病歴や身体所見による意識障害の鑑別診断に習熟する必要があることは言うまでもない．

3 主訴別の患者の診かた

7 筋力低下を訴える患者の診かた

みるトレ

問題 1

患者：21歳，男性．
現病歴：中学生の頃から両足の筋力低下が徐々に進行し，階段でつまずいて転倒するようになった．次第に両手の力も弱くなり，パソコンの操作がうまくできなくなったため来院した．
家族歴：父親と姉にも同様の症状がある．
神経学的所見：意識は清明で，構音障害はなく，脳神経に異常はなかった．四肢は遠位筋優位に左右対称性の筋力低下を認め，両側前腕から手内筋，骨間筋の萎縮を認めた（図1）．両下肢にも筋萎縮を認め，凹足と足趾の変形がみられた（図2）．四肢の腱反射は消失し，足関節以下の感覚が軽度に低下していた．末梢神経伝導速度検査で正中神経の運動神経伝導速度は18 m/秒だった．

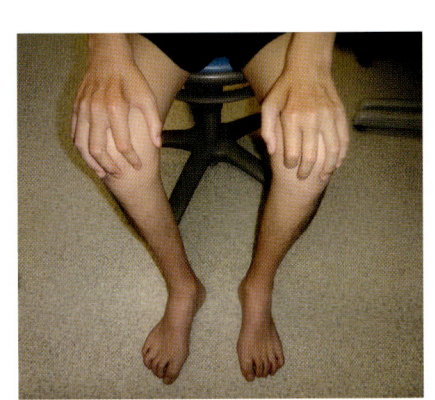

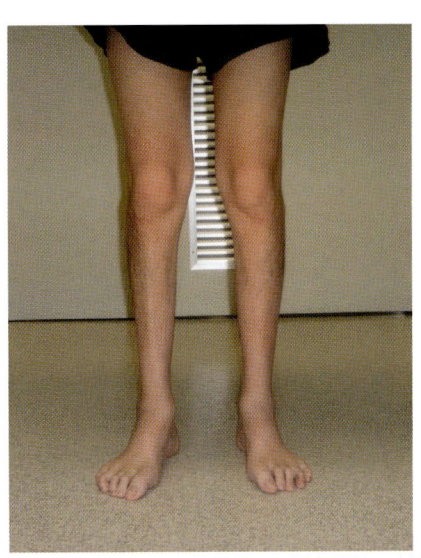

図1　両手背側骨間筋の萎縮　　図2　両大腿以下の筋萎縮，凹足と足趾の変形

1）神経学的所見，末梢神経伝導速度検査所見から，最も考えられる疾患は何か？

A 慢性炎症性脱髄性多発根神経炎
B 肢帯型筋ジストロフィ
C 脊髄空洞症
D 筋萎縮性側索硬化症
E Charcot-Marie-Tooth病

答え 1–1 E Charcot-Marie-Tooth 病

【解説】

　Charcot-Marie-Tooth 病（CMT）は，両側下肢遠位部から始まる緩徐進行性の筋力低下と筋萎縮，足の変形を主徴とする遺伝性の末梢神経疾患の総称である．日本での有病率は人口 10 万人に対し 1.5 人程度と推定されている．20 歳以前に発症する症例が多く，遺伝性運動感覚性ニューロパチー（hereditary motor and sensory neuropathy：HMSN）とも呼ばれる．遺伝形式としては常染色体優性遺伝が多いが，常染色体劣性遺伝，伴性遺伝もみられる．初期から下垂足（垂れ足）や足の変形（凹足や槌指）を呈する症例が多く，図 2 に示したような「逆シャンペンボトル型」もしくはコウノトリ様脚と呼ばれる特徴的な大腿 1/3 以下の筋萎縮が認められる．次第に手内筋や骨間筋の萎縮と筋力低下が現れ，しばしば側彎症もみられる．進行すると咀嚼，嚥下にも障害がみられ，構音障害も生じうる．四肢の腱反射は早期から低下ないし消失するが，一般に感覚障害は運動障害に比べて軽度である．症状の進行は緩徐であることが多く，生命予後は比較的よい．診断は臨床症状に加えて神経伝導速度検査，神経生検，遺伝子検査などにより，各種検査で治療法のある他の疾患を鑑別することが重要である．近年では遺伝子検査によって CMT の診断が確定的となる症例が多くなり，侵襲性のある神経生検は行われなくなってきているが，すべての責任遺伝子が判明しているわけではない．脱髄型のニューロパチーを示す群（CMT1，CMT3，CMT4：HMSN1 型）では神経伝導速度の低下が特徴的で，軸索障害型のニューロパチー示す群（CMT2：HMSN2 型）では複合筋活動電位の低下がみられ，神経伝導速度は正常もしくはやや低下する程度である．一般に，正中神経の運動神経伝導速度が 38 m/秒より低下する例を脱髄型としている．

　現時点では CMT を完治させる治療法や，進行を遅らせる治療法として確定したものはない．筋力トレーニングに症状の進行を遅らせる効果はないとされている．対症的に足関節拘縮予防のためストレッチングなどのリハビリテーションを行ったり，下垂足に対して下肢装具を用いたりする．神経保護作用を期待してビタミン B_{12} 製剤の投与が行われることも多いが，有効性は明らかでない．

文献
1) 神田隆：シャルコー・マリー・トゥース病. 脳と神経 **55**:576–584, 2003.
2) 橋口昭大，他：Charcot-Marie-Tooth 病の病態と診断の進歩. 神経治療学 **28**:121–128, 2011.

問題 2

患者：52歳，男性．
既往歴：特記すべき既往症や治療中の疾患はない．
現病歴：10日前に下痢と微熱，感冒症状を自覚したが，数日で自然軽快していた．昨日の午後から両手のしびれ感，今朝から四肢の脱力感が出現したため神経内科を受診し入院となった．
神経学的所見と経過：意識は清明であった．四肢の腱反射は消失していたが，病的反射は認めなかった．入院後，呼吸筋麻痺が出現したため挿管，人工呼吸器管理となった．四肢の筋力低下も急速に進行し，弛緩性四肢麻痺を呈した（図1）．

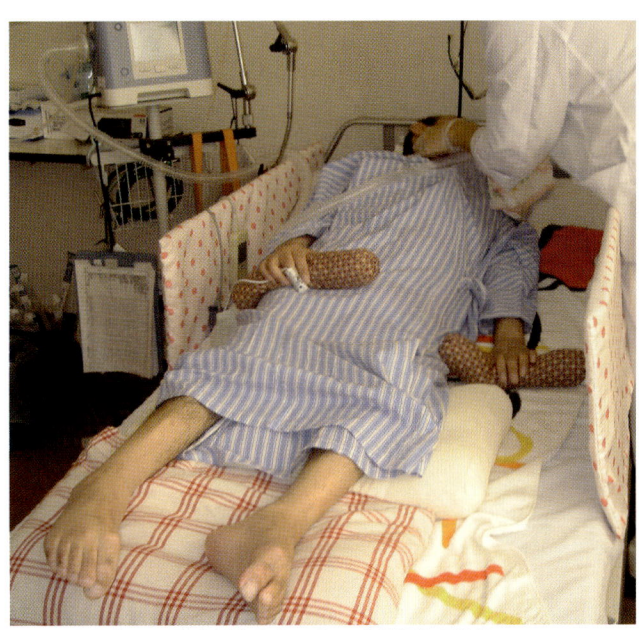

図1 入院後の四肢弛緩性麻痺，人工呼吸器管理状態

1) この疾患について正しいものはどれか？ 1つ選べ．

- **A** 自律神経は障害されない
- **B** 再発寛解を繰り返す例が多い
- **C** 脳神経は障害されない
- **D** 免疫グロブリン大量療法が有効である
- **E** 脳脊髄液検査で細胞数が増加する例が多い

答え 2-1　D　免疫グロブリン大量療法が有効である

【診断】 Guillain-Barré 症候群

【解説】

　Guillain-Barré 症候群（Guillain-Barré syndrome：GBS）は急性に発症する左右対称性の四肢筋力低下と，腱反射の高度低下または消失を主徴とする自己免疫疾患である．ポリオが根絶された先進諸国において，急性弛緩性運動麻痺を呈する神経・筋疾患のなかでは最も頻度が高い．発症の1～3週間前に咳や発熱，咽頭痛，下痢などの感冒症状を認める例が多く，各種ウイルスや細菌による感染が引き金となり，自己免疫機序を介して発症すると考えられている．*Campylobacter jejuni*（*C. jejuni*）菌体表面に発現するリポオリゴ糖と，ヒト末梢神経構成成分であるガングリオシドとの間に分子相同性が存在し，*C. jejuni* 腸炎後 Guillain-Barré 症候群の患者では血清中に抗 GM1 抗体，抗 GD1a 抗体などの抗ガングリオシド抗体が高頻度に検出される．感染症以外の原因としては，ワクチン接種と Guillain-Barré 症候群との関連性が問題となっている．

　発症率は人口10万人当たり年間1～2人であり，男性にやや多く，若年成人と高齢者に発症のピークがある．脳脊髄液検査では蛋白の増加を認めるが，細胞数が増加することは少なく，蛋白量と細胞数の所見が解離することが特徴である（蛋白細胞解離）．頭部 MRI や脊髄 MRI では異常を認めない．末梢神経伝導速度検査を行うと伝導速度の遅延や振幅の低下が認められ，電気生理学的に脱髄型（末梢神経のミエリンが障害される acute inflammatory demyelinating polyradiculoneuropathy：AIDP）と軸索型（軸索がプライマリに障害される acute motor axonal neuropathy：AMAN）に大別される．頻度は脱髄型のほうが高いが，軸索型は欧米に比してわが国を含めたアジアでの頻度が高い．

　Guillain-Barré 症候群の経過は急性単相性であり，急性期を過ぎれば回復に向かう self-limited な疾患である．一部の症例では呼吸筋麻痺を呈して人工呼吸器管理が必要となり，血圧や脈拍の変動など重篤な自律神経障害を伴う例もあることから，急性期の慎重な全身管理が重要である．顔面神経麻痺，眼球運動障害や嚥下障害，構音障害などの脳神経障害を伴う症例も多い．急性期の治療は経静脈的免疫グロブリン大量療法（intravenous immunoglobulin：IVIG）と血漿浄化療法が有効であり，副腎皮質ステロイド薬の有効性は否定されている．回復期のリハビリテーションも重要である．患者の約10～20％には後遺症が残り，呼吸不全や自律神経障害により急性期に死亡する症例もある．

文献

1) 日本神経学会（監修），「ギラン・バレー症候群，フィッシャー症候群診療ガイドライン」作成委員会（編）：ギラン・バレー症候群，フィッシャー症候群診療ガイドライン 2013. 南江堂, 2013.
2) 楠進：Guillain-Barré 症候群と慢性炎症性脱髄性多発根ニューロパチー. 日本内科学会雑誌 **102**：1965–1970, 2013.
3) Sejvar JJ, et al: Population incidence of Guillain-Barré syndrome: a systematic review and meta-analysis. Neuroepidemiology **36**：123–133, 2011.

3 主訴別の患者の診かた

7 筋力低下を訴える患者の診かた

「力が入らない」と訴えて神経内科の外来を受診する患者，他科から紹介される患者は多い．筋力低下があると中枢神経疾患が疑われる傾向があるが，筋力低下をきたす疾患は末梢神経疾患，筋疾患から炎症性疾患，自己免疫疾患，廃用症候群など多岐にわたる．

本節では主として筋力低下（運動麻痺）の診かたについて，病態の評価法，神経学的診察による病変部位の診断，代表的疾患の鑑別法のコツを述べてみたい．

筋力低下と運動麻痺

「筋力低下（muscle weakness）」と「運動麻痺（motor paralysis）」が混同して用いられる場合があるが，厳密には異なった病態を指す．運動中枢から筋線維までのどこかに障害があり，随意的な運動ができない状態が運動麻痺である．本節の解説内容は主に運動麻痺の鑑別についてであり，筋力低下には廃用性筋萎縮など病変のない場合，加齢や運動不足，疲労など生理的な場合が含まれる．

運動麻痺の病変部位を鑑別するためには，まず問診が重要であり，続いて筋力低下の程度と分布，筋萎縮や線維束性収縮の有無，感覚障害の有無，腱反射，病的反射の有無などを診察する必要がある．

運動麻痺の分類

障害部位による分類

運動麻痺は障害部位により，上位運動ニューロン障害と下位運動ニューロン障害に分類される．

上位運動ニューロン障害による麻痺は大脳皮質から脳神経核，あるいは脊髄前角に至る中枢経路に障害があり，中枢性麻痺（または核上性麻痺）とも呼ばれる．脳梗塞や脳腫瘍が代表的である．

下位運動ニューロン障害による麻痺は脳神経核や脊髄前角細胞より末梢部で筋に至るまでの経路の障害で生じ，末梢性麻痺（または核下性麻痺）と呼ばれる．代表的なものはGuillain-Barré症候群や糖尿病性神経障害などである．末梢性麻痺には神経筋接合部異常による麻痺（重症筋無力症など）と，筋原性の麻痺（多発筋炎など）も含まれる．

麻痺の型による分類

■ 単麻痺(monoplegia)

　右上肢，左下肢など一肢のみの麻痺で，下位運動ニューロン障害(腕神経叢や腰神経叢の病変)で生じることが多い．上位運動ニューロン障害でも生じることがあり，大脳皮質運動野の局所病変で上肢の単麻痺を呈したり，前大脳動脈の梗塞や，胸・腰髄の一側性病変で下肢の単麻痺を呈したりする．

■ 片麻痺(hemiplegia)

　一側上下肢が麻痺している場合で，臨床的には最も多く経験する．ほとんどが脳の病変による上位運動ニューロン障害で，多くが血管障害である．一側の下肢に力が入らないなどの単麻痺様の訴えであっても診察すると片麻痺である場合も多いので，注意が必要である．中脳より上位の病変では顔面の麻痺も伴う．

　脳幹の病変で病側の脳神経麻痺と対側の片麻痺がみられる場合を「交叉性片麻痺(alternate hemiplegia)」という．中脳の病変では一側の動眼神経麻痺と対側の片麻痺を呈するWeber(ウェーバー)症候群，一側の顔面神経麻痺と対側の片麻痺を呈するMillard-Gubler(ミヤール・ギュブレール)症候群を生じ，延髄の病変では一側の舌下神経麻痺と対側の片麻痺を呈するDejerine症候群を生じる．

■ 対麻痺(paraplegia)

　両側下肢の麻痺で，多くは脊髄の障害で生じる．多発性硬化症や脊髄梗塞によることが多い．稀ではあるが，傍矢状部の髄膜腫で両側の大脳運動野が圧迫されて対麻痺が生じることがある．脊髄損傷や前脊髄動脈症候群の急性期には「弛緩性麻痺(flaccid paralysis)」，膀胱直腸障害，両下肢の腱反射消失などの「脊髄ショック(spinal shock)」と呼ばれる症状を呈し，数週間の経過で「痙性麻痺(spastic paralysis)」に移行する．多発性神経炎などの下位ニューロン障害による場合は終始，弛緩性麻痺である．

■ 四肢麻痺(quadriplegia)

　四肢がすべて麻痺する場合で，上位運動ニューロン障害による場合は両側大脳，脳幹，上位頸髄の障害によって生じ，下位運動ニューロン障害による場合は末梢神経，神経筋接合部障害，筋疾患のいずれによっても生じる．

■ 限局性麻痺(isolated paralysis)

　一部の筋肉群のみの麻痺で，多くは下位運動ニューロン障害で生じる．単神経障害や脊髄根障害などによって生じ，その支配領域の感覚障害を伴うことが多い．橈骨神経麻痺による下垂手，正中神経麻痺による猿手，尺骨神経麻痺による鷲手，腓骨神経麻痺による下垂足がよく知られている．

問診の重要性

まず問診で麻痺の部位や性質を的確に把握することが，原因疾患，責任病巣を診断するうえで重要である．患者の訴えを詳細に聴取することで大部分の疾患は鑑別可能である．

患者の訴えを聴く

患者自身が筋力低下を自覚していない場合もある．上肢の筋力低下を「手が使いにくい」「字が書きにくい」，下肢の筋力低下を「歩きにくい」「足がしびれる」と訴える患者が多いので注意が必要である．

末梢神経障害では運動麻痺がなくても，関節位置覚などの深部覚障害のために力を入れている感じがわからなくなる場合や，失調による四肢の巧緻運動障害を「力が入らない」と訴える患者もいる．関節炎などの疼痛のために力を入れることができない場合もある．

患者が「麻痺」という言葉を使うこともあるが，「運動麻痺」を意味しないことも多い．特にParkinson病の患者が「手が麻痺して使いにくい」と訴えることをしばしば経験する．振戦などの不随意運動や筋強剛のために，患者は力が入らないと感じる．

障害部位を推定する

どの部位に力が入らないのかを問診することで病変部位を推定できる場合が多い．「手が挙げにくい」，「いすからの立ち上がりが困難」など近位筋に優位なのか，「物が握りにくい」，「歩くと足先が下垂して引っかかる」など遠位筋に優位なのか，「右手足に力が入らない」など左右差はあるかを問診する．一般に筋力低下が片側の場合は頭蓋内疾患，四肢近位部優位の場合は筋原性疾患，遠位部優位の場合は末梢神経障害が疑われる．

麻痺の性質をとらえる

「昨日の夕方から左手足に力が入りにくくなった」のように急性発症なのか，「1年ぐらい前から何となく両足に力が入らない」のように慢性なのか，発症様式を確認する．突然発症であれば血管障害が最も疑われ，亜急性発症であれば炎症性疾患が，慢性進行性であれば神経変性疾患，腫瘍などが疑われる．急性発症の場合は速やかに専門医に送る必要がある．

また力が入りにくいと感じるのはどのような状況かを問診する．歩行時なのか，階段を昇る際なのか，字を書いている時なのか，あるいは作業をしていると次第に力が入らなくなってくるのか，一日の中で症状が変動するのかなどを具体的に問診する．

症状が次第に悪化してきているのか変わらないのか，力が入らないのは一過性なのか持続性なのかを明らかにすることも重要である．

運動麻痺の程度の評価

随意運動がほとんどできない場合を「完全麻痺(paralysis)」，ある程度可能な場合は「不全麻痺(paresis)」と呼ぶ．筋力低下の評価は正常を5，重力に抗して正常可動域の運動がで

きる場合を3，筋収縮が全くみられない場合を0として6段階で記載する「徒手筋力テスト（manual muscle test：MMT）」が一般的である．通常の診療では筋力低下が疑われる部位について程度と左右差を評価すれば十分であり，全身の個々の筋について筋力を詳細に記録する必要はまずない．

障害部位鑑別のための診察

中枢性運動麻痺

■ 筋緊張（筋トーヌス）の診かた

　他動的に関節を動かして筋緊張を評価する．上位運動ニューロンの急性障害では初期には弛緩性麻痺となり，筋緊張，深部反射，筋力ともに低下するが，時間の経過とともに筋緊張，深部反射ともに亢進した痙性麻痺に移行する．弛緩性麻痺の時期でもBabinski徴候などの病的反射は陽性となるのが末梢性の麻痺と異なる点である．

　痙性麻痺の筋緊張亢進を「痙縮（spasticity）」と呼び，屈筋か伸筋の一方に選択的に生じる．一般に上肢では屈筋に，下肢では伸筋に生じるので，痙性片麻痺では上肢屈曲，下肢伸展の「Wernicke-Mann肢位」を呈する．関節を他動的に伸展ないし屈曲する際に，始めは抵抗が強いが途中で急に抵抗が弱くなる「折りたたみナイフ現象（clasp-knife phenomenon）」がみられる．

　パーキンソニズムでみられる「筋強剛（muscle rigidity）」では屈筋も伸筋も一様に筋緊張が亢進する．「鉛管様強剛（lead-pipe rigidity）」と呼ばれる一様な抵抗か，「歯車様強剛（cogwheel rigidity）」と呼ばれるカクカクとした抵抗が観察される．

■ 腱反射，病的反射の診かた

　上位運動ニューロン障害があれば腱反射は亢進し，病的反射が出現する．一方で下位運動ニューロン障害では腱反射は低下ないし消失する．筋疾患では初期には腱反射は保たれることもあるが，進行すると低下する．

　病的反射は上位運動ニューロン障害時に出現し，正常では認められず，錐体路徴候とも呼ばれる．足底外側部の擦過で母指が背屈するBabinski徴候が代表的である（図1）．

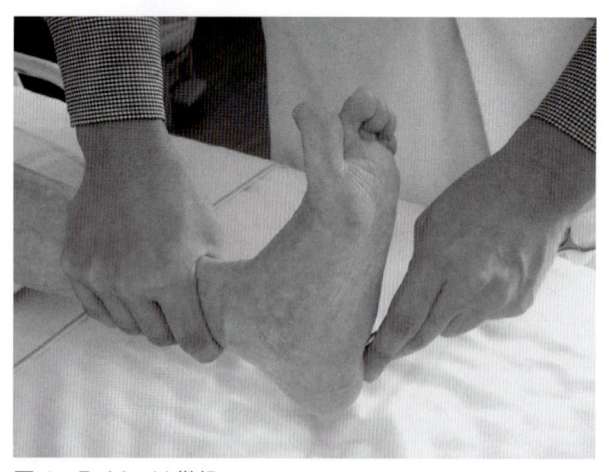

図1　Babinski徴候（70代，女性）
右中大脳動脈領域の広範な脳梗塞の後遺症で左片麻痺がある．

軽い片麻痺の見つけ方

● 手回内試験(hand pronation test)

両手指を握らせて，前腕を曲げて手を肩に近づけるように指示すると，健側では手掌面が肩に近づくが，痙性麻痺があると手は回内位をとる傾向があるため手背面が肩に近づく．

● 上肢の Barré 徴候

手掌面を上にして両上肢を前方水平挙上させ，閉眼してそのままの位置を保持するように指示する．麻痺側は回内しつつ下向する（図2）．腹臥位で膝関節を屈曲して行う下肢の Barré 徴候もある．

● 第5手指徴候(digiti quiniti sign)

手掌面を下にして両上肢を前方水平挙上するように指示すると，麻痺側の第5指は外側に離れる（図3）．

● 凹み手徴候

強く手指を開き，全指を反らせるように指示すると，麻痺側では母指が前方に出て手掌がくぼんでくる（図4）．

末梢性運動麻痺

■ 筋萎縮の観察

筋萎縮があれば末梢性の筋力低下ということができる．上位ニューロン障害では筋萎縮は通常みられないが，麻痺が高度で長期にわたると廃用性筋萎縮を生じる．また筋肉自体の病気で筋肉が萎縮（筋原性筋萎縮）しているのか，神経原性筋萎縮かの鑑別は臨床上重要である．線維束性収縮を伴えば後者である．

末梢性の神経原性筋萎縮は遠位部優位であることが多く，手掌では母指球，小指球，手背では骨間筋の萎縮がみられる．神経原性筋萎縮の鑑別には筋電図，神経伝導速度検査などが必要である．

多発筋炎などの筋原性の場合は近位部の筋萎縮がみられ，肩甲筋，腰帯筋，大腿筋などで観察される．筋原性筋萎縮であれば血液検査でクレアチンキナーゼの値が上昇している

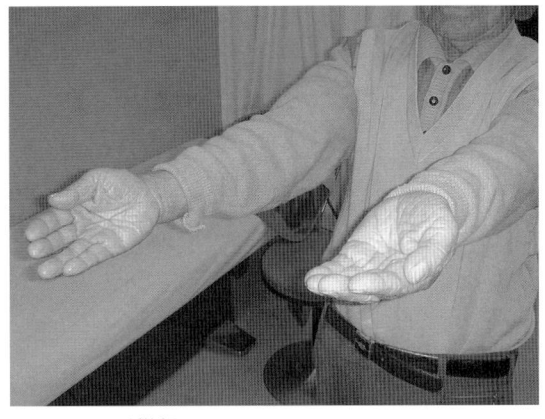

図2 Barré徴候(70代，男性)
左視床出血後遺症で軽度の右片麻痺がある．

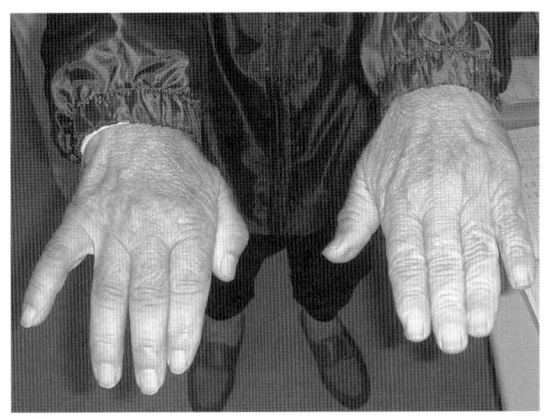

図3 第5手指徴候(60代，男性)
左放線冠のラクナ梗塞後遺症で軽度の右片麻痺がある．

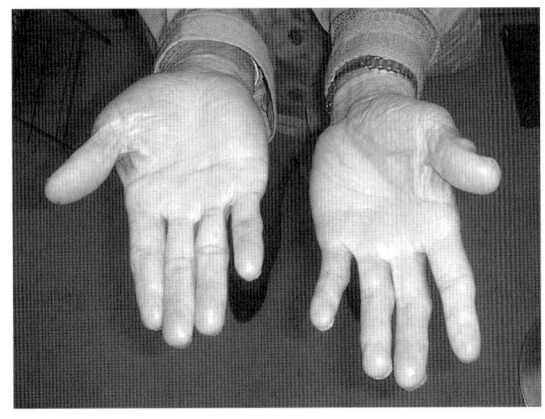

図4 凹み手徴候(70代，男性)
右基底核のラクナ梗塞後遺症で軽度の左片麻痺がある．

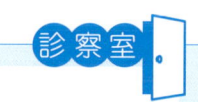

> ### 診察室
>
> #### 廃用症候群
>
> 　廃用症候群は，安静臥床，意識障害などの身体機能の不使用によって生じる心身のさまざまな機能低下である．近年，高齢者の介護において，廃用症候群を防ぐことが重要である点が強調されている．廃用症候群では廃用性筋萎縮と筋力低下を生じるが，これは厳密には運動麻痺ではない．健常者でも，体を使わないと筋萎縮，関節拘縮は予想以上に速く進行する．安静による筋力低下は，1週目で20％，2週目で40％，3週目で60％にも及ぶ．一度低下した筋力と筋萎縮を回復させるためには，長期のリハビリを必要とする．1週間の安静により生じた筋力低下を回復するには1カ月かかるといわれるが，高齢者ではさらに長期間を必要とする．また，廃用症候群は筋肉や関節の問題だけではなく，広義には認知機能障害，骨粗鬆症，自律神経障害（便秘や起立性低血圧など），免疫力の低下なども含まれる．
>
> 　「寝たきりは寝かせきりから」といわれるように，廃用症候群の予防は高齢者の寝たきり予防，ADL維持のために重要である．さらには，認知症予防，褥瘡予防，感染症予防など，多くの合併症予防の観点からも重要な課題である．

ことが多い．

　単にやせているだけでも筋萎縮のようにみえることもあれば，太った患者では筋萎縮があってもわからない場合があり，実際に筋を触診することも必要である．視診で明らかでなくてもCTを撮れば明瞭にわかる場合もある．

■ 線維束性収縮の観察

　線維束性収縮（fasciculation）は舌や四肢（特に上腕や大腿筋）によくみられ，不規則でリズムの早い筋収縮で持続は短く，ピクピク収縮しているのが皮膚の上から視診で観察される．ハンマーで軽く筋を叩打すると誘発される．神経質な人や疲労時には健常者でもみられるので注意が必要である（良性線維束性収縮）．

筋力低下を呈する代表的疾患の鑑別

中枢性運動麻痺

■ 頭蓋内疾患

　最も頻度が高いのは後述の脳血管障害であるが，脳腫瘍，多発性硬化症などによる場合もある．運動神経（錐体路）は下部脳幹で左右が交差するので頭蓋内疾患であれば，病変と反対側の片麻痺を生じる．

> **鑑別のポイント** 脳血管障害以外では進行は緩徐〜亜急性であることが多い．失語や半盲など他の神経症候の有無を確認する．

■ 脳血管障害

「急に右手足が動きにくくなった」，「朝起きたら，左手足に力が入らなかった」という訴えは脳血管障害の可能性が高い．軽度であれば本人や周囲も気づかない場合も多いが，「朝食中に箸を落としてしまった」という訴えは比較的多い．多くは構音障害や意識障害を伴う．

> **鑑別のポイント** 急性発症であり，頭部CTなどの画像所見が重要である．

■ 脊髄疾患

脊髄に生じるさまざまな障害（炎症，腫瘍，血管障害，外傷，変性疾患，椎間板ヘルニアによる圧迫など）で運動神経が障害され麻痺を生じ，ミエロパチーと呼ばれる．障害部位，疾患の種類により筋力低下の生じる速さ，部位，程度はさまざまである．

> **鑑別のポイント** 多くは感覚障害や，疼痛，膀胱直腸障害を伴う．

末梢性運動麻痺

■ 末梢神経障害

末梢神経の疾患をニューロパチーといい，運動神経にニューロパチーが生じると支配筋に筋力低下と神経原性筋萎縮を生じる．原因は外傷，圧迫，遺伝性，中毒など多彩である．栄養障害や悪性腫瘍に伴って生じることもあるが，臨床的に多いのは糖尿病性末梢神経障害である．多発神経障害（ポリニューロパチー）では四肢遠位部に筋力低下を生じ，左右対称性のしびれ感を訴える．上肢では物をつまんだり握る力が弱く，下垂手になることもあり，下肢では尖足になる．また下垂足になると歩行時に足を異常に高く持ち上げるように歩く鶏歩を呈し，つまずきやすくなる．Charcot-Marie-Tooth病などの慢性に経過する多発神経障害では凹足（足底の土踏まずの高いアーチ状の変形）や槌指を呈する（図5）．脊柱では側彎（側方への変形）を認めることもある．

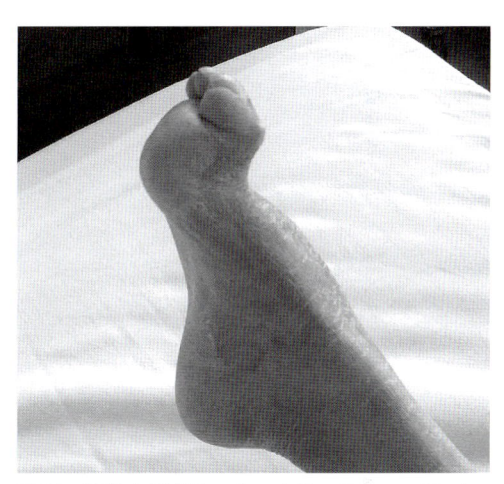

図5 凹足と槌指（50代，女性．Charcot-Marie-Tooth病）

糖尿病性ニューロパチーは網膜症，腎症とならぶ糖尿病の3大合併症の一つであり，糖尿病患者の約30～40％に合併している．最も代表的なタイプは，感覚障害が主体の感覚性多発神経障害であるが，筋萎縮や筋力低下を伴う場合や，単神経麻痺の型を呈する場合もある．

> **鑑別のポイント** 筋力低下に加えて四肢末端のしびれ感を伴うことが多い．腱反射は低下し，長期経過例では筋萎縮を伴う．

■ Guillain-Barré症候群

多発神経障害の代表的疾患である．前駆症状として上気道炎症状，発熱や下痢が先行し，

1～3週後に発症することが多いが，原因不明の脱力を主訴に来院することも多い．四肢の腱反射は消失し，膀胱直腸障害を生じることもある．筋力低下は両下肢末梢から始まることが多く，手袋靴下型の感覚障害としびれ感を訴える．呼吸筋麻痺，自律神経障害，循環系障害を呈する症例があり，速やかな対応が必要である（☞ 165ページ，問題 2）．

> **鑑別のポイント** 感冒症状が先行し，急速に進行する四肢麻痺を呈する．

■ 筋ジストロフィ

遺伝による筋肉の変性疾患で，筋肉自体の病変により進行性の筋力低下を示す．血清クレアチンキナーゼの値が上昇する．

> **鑑別のポイント** 若年発症が多く，家族歴が重要である．

■ 多発筋炎/皮膚筋炎

自己免疫疾患に属し，亜急性に進行する．筋力低下は左右対称性で，近位筋に優位である．悪性腫瘍に伴う場合も多いので，全身検索が必要である．

> **鑑別のポイント** 初期には筋痛，筋把握痛を呈し，血清クレアチンキナーゼが高値となる．

■ 周期性四肢麻痺

発作性の四肢の弛緩性麻痺を呈し，同様のエピソードを繰り返している場合が多い．多くは低カリウム性の周期性四肢麻痺である．若年者に多いのでヒステリーと誤診される場合がある．

> **鑑別のポイント** 問診と血清カリウム値の測定が重要である．

■ 重症筋無力症

筋力低下に日内変動がある場合には，本症などの神経筋接合部疾患が疑われる．筋肉の易疲労性が特徴であり，休息により回復する．典型例では午前中は調子がよいが，夕方から夜にかけて脱力が出現すると訴える．眼筋のみに限局する症例も多く，眼瞼下垂や複視を訴える．呼吸筋麻痺を呈する場合もある．胸腺腫の合併が多く，本症を疑ったら胸部CTで確認する．テンシロンテスト（アンチレックステスト）陽性，筋電図検査で反復刺激に対する反応の減弱（waning現象）を生じる．血液検査では抗アセチルコリン受容体抗体が陽性になる．

本症に類似するLambert-Eaton（ランバート・イートン）症候群は悪性腫瘍（特に肺癌）に合併して生じる．診断には筋電図検査に加えて抗voltage-gated calcium channel（VGCC）抗体の測定が有用である．

> **鑑別のポイント** 症状の日内変動があり，血液検査で抗アセチルコリン受容体抗体が高率に陽性となる．

その他の疾患

■ 筋萎縮性側索硬化症

嚥下障害，四肢筋力の低下，線維束性収縮，筋萎縮など球麻痺，上位および下位運動ニュー

ロンの障害を伴う．深部腱反射は亢進し，Babinski徴候が陽性になる場合が多い．中年以降に多く，発症時期がはっきりしないことも多い．一側上肢の筋力低下，筋萎縮で始まることが多いが，下肢の脱力や舌の萎縮で始まる症例もある．原因不明の呼吸不全，慢性閉塞性肺疾患（COPD）として呼吸器科で治療されていたり，原因不明の嚥下障害として耳鼻科で治療されていたり，頸椎症として整形外科で手術を受けていたという症例も経験する．筋疾患ではないが，血清クレアチンキナーゼの値がしばしば上昇するので注意が必要である（☞55ページ）．

鑑別のポイント 感覚障害を伴わない進行性の筋力低下，筋萎縮を呈し，嚥下障害などの球麻痺症状を伴う．

まとめ

　肺炎後の患者が歩けなくなった，と90代の男性が紹介されてきた．患者も主治医も神経疾患に間違いないと思っていたが，四肢の筋萎縮を認めるものの腱反射は正常で，長期臥床による廃用性筋萎縮と筋力低下であると考えられた．同様に，気管支炎の後に四肢の力が入らなくなったようなので念のために神経学的診察を，と50代の男性が紹介されてきた．主治医は廃用症候群と考えていたが，四肢の腱反射は消失し典型的なGuillain-Barré症候群だった．またある時は，誤嚥性肺炎で入院中の50代の女性患者が，嚥下障害，構音障害と四肢の脱力もあるので脳梗塞疑いと紹介されてきた．四肢の腱反射は高度に亢進し，球麻痺型の筋萎縮性側索硬化症だった．

　「力が入らない」という訴えには多くの背景要因が含まれている．原因疾患も多岐にわたり，鑑別のためにはまず患者の訴えを詳細に聴取してから神経所見をとることが重要である．

文献

1) 水野美邦（編）：神経内科ハンドブック，第2版．医学書院，1993．
2) 東儀英夫（編）：図説 神経症候診断マニュアル．医学書院，1996．
3) 田崎義昭，他（編）：ベッドサイドの神経の診かた，改訂16版．南山堂，2004．
4) 平山恵造（編）：臨床神経内科学，第3版．南山堂，1996．

索 引

和 文

あい
アヒル歩行　52
安静時振戦　99
意識障害　147
一過性脳虚血発作（TIA）　4, 92
遺伝性運動感覚性ニューロパチー　164
遺伝性脊髄小脳変性症　89

うえお
運動時振戦　99
運動失調　88
運動失調性構音障害　65
運動性失語　68
運動麻痺　167
　──の分類　167
延髄外側症候群　86
延髄内側症候群　86
円背　18
斧状顔貌　29, 30
オリーブ橋小脳萎縮症　38, 42

か
開眼失行　33
外側大腿皮神経痛　81
改訂長谷川式簡易知能評価スケール　134
回転性めまい　90
解離性昏迷　152
踵膝試験　89
下垂手　79
下垂足　50
仮性球麻痺性構音障害　64
仮面様顔貌　28
眼位　154
感覚障害　78
感覚性失語　68
眼球運動　155
眼球共同偏倚　154
眼瞼下垂　32

眼瞼痙攣　32
緩徐言語　69
眼振　90
眼前暗黒感　93
顔貌　28
顔面筋　66
　──の萎縮と筋力低下　33
顔面肩甲上腕型筋ジストロフィ　30
顔面神経麻痺　29
顔面の不随意運動　32
眼裂　154

き
奇怪歩行（grotesque gait）　51
器質性脳障害　157
吃音症　69
機能性頭痛　111
亀背　18, 23
球麻痺　56
球麻痺性構音障害　64
強直性脊椎炎　113
起立性低血圧　93
筋萎縮　79, 171
筋萎縮性側索硬化症（ALS）　19, 33, 56, 174
筋強直性ジストロフィ　30, 34
筋緊張（筋トーヌス）　170
筋ジストロフィ　174
筋収縮性頭痛（MCH）　114
緊張型頭痛　111, 112, 114
緊張病性昏迷　152
筋病性顔貌　29, 30
筋力低下　167, 172

く
首下がり　19
くも膜下出血　117
苦悶状表情　31
クリプトコッカス性髄膜炎　108
群発頭痛　116

け
痙性四肢麻痺　21
痙性対麻痺歩行　50
痙性片麻痺歩行　49
軽度認知障害（MCI）　131
頸部後屈　19
鶏歩（鶏状歩行）　50
痙攣　102
血管緊張低下性失神　93
血管迷走神経反射性失神　93
血行動態性 TIA　4
決闘者徴候　99, 100
限局性麻痺　168
言語障害　63
腱反射　157, 170

こ
構音障害　63
高血圧性脳症　160
高次脳機能障害　130
甲状腺機能亢進症　104
甲状腺機能低下症　29, 135
後頭神経痛　116
項部硬直　112, 113
口部ジスキネジー　32, 33
語間代（logoclonia）　69
小刻み歩行　48
腰曲がり　18, 19, 23
混合型頭痛　116

さし
嗄声　65
猿手　80
自己受容器障害性めまい　93
四肢失調　88
四肢麻痺　168
視床出血後遺症　171
視神経脊髄炎（NMO）　36
ジストニー　22
姿勢時振戦　99, 101
肢帯型筋ジストロフィ　22
失外套症候群　153

失語　63, 66
失語症　67
失神　93
失調歩行(ataxic gait)　51, 52
しびれ(痺れ)　77, 81
斜偏倚(skew deviation)　154
周期性四肢麻痺　174
重症筋無力症　174
手回内試験　171
手関節屈曲テスト(ファレンテスト)　74
手根管症候群(CTS)　74, 80
手掌・口症候群　76
症候性頭痛　111, 117
上肢のBarré徴候　171
情動反応　27
小脳梗塞後遺症　101
小脳失調　22
小脳失調型多系統萎縮症(MAS-C)　42
小脳性構音障害　65
小脳性振戦　103
書痙　103
除脳硬直　21, 156
除皮質硬直　21, 155
神経梅毒　136
心原性のめまい　94
進行性核上性麻痺(PSP)　16, 19, 134, 140
振戦(tremor)　99, 101, 104
振動覚　78
深部感覚　78

す

錐体外路性構音障害　65
髄膜炎　119, 158
髄膜刺激徴候　113, 157
頭蓋内疾患　172
頭痛　111, 118, 120

せそ

正常圧水頭症(NPH)　124, 136
正中神経　74
脊髄疾患　173
脊髄障害　81
脊髄小脳変性症　22, 38, 52, 54, 99, 101
舌筋の萎縮　56

線維筋痛症　119
線維束性収縮　172
閃輝暗点　114
前傾姿勢　17, 23
線条体黒質変性症　40, 42
前庭神経炎　91
前頭側頭型認知症　58, 134, 139
前頭葉徴候　134
せん妄　28, 29, 131
側頭動脈炎　119

た

体幹失調　88
代謝性脳症・障害　159
大脳梗塞　155
大脳出血　156
大脳皮質基底核変性症　60, 140
ダウン症候群　33
多系統萎縮症(MSA)　42
多発筋炎　174
多発梗塞性認知症　138
多発性硬化症(MS)　36
多発性脳梗塞　29, 49, 50
垂れ足　50
単麻痺(monoplegia)　168

ちつ

中枢性運動麻痺　170, 172
中枢性顔面神経麻痺　30
肘部管症候群　80
腸チフス顔貌　29
椎骨脳底動脈血流不全症　92
対麻痺　168
継ぎ足歩行テスト　89

て

低血糖　160
低髄液圧症候群　119
手口感覚症候群　76, 82
てんかん　158

と

動眼神経麻痺　32
糖尿病性昏睡　160
糖尿病性末梢神経障害　79, 83
頭部外傷　157
動揺感　92
動揺歩行(waddling gait)　52

時計描画試験　137
閉じ込め症候群　159
徒手筋力テスト　170
突発性難聴　91
どもり　69

なにね

斜め徴候　19
認知症　130, 133, 141
猫背　18

の

脳炎　158
脳幹梗塞　89, 93
脳幹出血　156
脳血管障害　76, 82, 92, 157, 173
脳血管性Parkinson症候群　49
脳血管性認知症　138
脳梗塞　155
脳梗塞後遺症　20, 30, 49
脳死　151
脳出血後遺症　20
脳腫瘍　118, 136
脳脊髄液減少症　119
脳塞栓症　144

は

パーキンソニズム　17, 20, 42, 65
廃用症候群　172
発語緩慢(bladylalia)　69
反響言語(echolalia)　70

ひ

微小塞栓性TIA　4
ヒステリー性神経症　51
ヒステリー性歩行　51
ビタミンB_1欠乏症　135
皮膚筋炎　174
表在感覚　78
病的反射　170

ふへほ

浮動性めまい　92
ふるえ(震え)　99
平衡感覚の異常　21
閉塞性動脈硬化症　82

凹み手徴候　171
片頭痛(migraine)　111, 115
片麻痺(hemiplegia)　156, 168
歩行　17, 47
歩行失行　51
歩行障害　47
保続(perseveration)　69
発作性運動誘発性舞踏アテトーシス(PKC)　10

ま

末梢神経障害　79, 173
末梢性運動麻痺　171, 173
末梢性顔面神経麻痺　30
麻痺性構音障害　64
慢性硬膜下血腫　118, 136

むめも

矛盾運動　53
無動性無言　153
無欲状顔貌　29
酩酊歩行　51
めまい　87, 95
妄想性人物誤認症候群　44
物忘れ　129
物忘れ外来　133, 142

やゆよ

薬剤性 Parkinson 症候群　14
薬剤性の振戦　104
薬剤性の頭痛　120
薬剤性のめまい　94
指鼻試験　89
腰帯筋の筋力低下　21
腰部脊柱管狭窄症　19, 82
抑うつ顔貌　28
抑うつ状態　132

らりれろ

ラクナ梗塞後遺症　171
良性発作性頭位めまい症(BPPV)　91
レボドパ　14, 42, 98
労作性頭痛　116
老人性うつ病　28, 132

わ

鷲手　80

欧文

A B

ALS(筋萎縮性側索硬化症)　19, 33, 56, 174
Alzheimer 型認知症　126, 136, 137
Babinski 徴候　170
Barré 肢位　100
Bell 現象　154
Bell 麻痺　30, 110
Binswanger 型認知症　138
BPPV(良性発作性頭位めまい症)　91
BPSD　130

C D F

Capgras 症候群　44
CBD(大脳皮質基底核変性症)　60, 140
Charcot-Marie-Tooth 病　79, 164
Creutzfeldt-Jakob 病(CJD)　128, 140
CTS(手根管症候群)　74, 80
Dejerine 症候群　86
dystonia　22
FTD(前頭側頭型認知症)　58, 134, 139

G H J K

Guillain-Barré 症候群　166, 173
Horner 症候群　70
Huntington 病　26
Joseph 病　32
Kernig 徴候　113, 114

L M N O

Lewy 小体　98
Lewy 小体型認知症(DLB)　44
MCH(筋収縮性頭痛)　114
MCI(軽度認知障害)　131
Meige 症候群　32
Ménière 病　90
morning headache　112
MS(多発性硬化症)　36
MSA(多系統萎縮症)　42
NMO(視神経脊髄炎)　36
NPH(正常圧水頭症)　124, 136
OPCA(オリーブ橋小脳萎縮症)　38, 42

P

Parkinson 顔貌　28
Parkinson 姿勢　17, 48
Parkinson 症候群　16, 28, 29, 32, 33
――, 薬剤性　14
Parkinson 症状優位型多系統萎縮症(MSA-P)　42
Parkinson 病　20, 23, 28, 98, 101
Parkinson 歩行　48
Phalen テスト　74
Pick 球　58
Pick 病　58, 139
Pisa 徴候　19
PKC(発作性運動誘発性舞踏アテトーシス)　10
PSP(進行性核上性麻痺)　16, 19, 134, 140

R S T V

Ramsay Hunt 症候群　110
Shy-Drager 症候群　42
SND(線条体黒質変性症)　40, 42
TIA(一過性脳虚血発作)　4, 92
――, 血行動態性　4
――, 微小塞栓性　4
Tinel 徴候　74
VBI(椎骨脳底動脈血流不全症)　92

W

Wallenberg 症候群　86
Wernicke 脳症　146
Wernicke-Mann 肢位　20, 49, 155
Wilson 顔貌　31
Wilson 病　31